医学考试应试指南系列丛书

本科生复习考试用书 / 研究生入学考试用书 / 执业医师资格考试用书

医学免疫学应试指南

主　编　王月丹

副主编　初　明

编　委（按姓名汉语拼音排序）

陈晓芹（首都医科大学）
初　明（北京大学医学部）
戴　慧（北京大学医学部）
高亚贤（承德医学院）
耿　岩（北京大学第一医院）
黄　晶（北京大学医学部）
蒋彩虹（新疆石河子大学）
金　容（北京大学医学部）
梁秀军（承德医学院）
刘　伟（河北医科大学）
单学敏（北京大学第一医院）
王平章（北京大学医学部）
王月丹（北京大学医学部）
张　君（北京大学医学部）
张丹丹（黑龙江中医药大学）

北京大学医学出版社

YIXUEMIANYIXUE YINGSHI ZHINAN

图书在版编目（CIP）数据

医学免疫学应试指南 / 王月丹主编 . —北京：
北京大学医学出版社，2017. 2
（医学考试应试指南系列丛书）
ISBN 978-7-5659-1509-3

Ⅰ . ①医… Ⅱ . ①王… Ⅲ . ①医学 - 免疫学 -
医学院校 - 教学参考资料… Ⅳ . ① R392
中国版本图书馆 CIP 数据核字（2016）第 276567 号

医学免疫学应试指南

主　　编： 王月丹
出版发行： 北京大学医学出版社
地　　址：（100191）北京市海淀区学院路 38 号　北京大学医学部院内
电　　话： 发行部 010-82802230；图书邮购 010-82802495
网　　址： http：//www.pumpress.com.cn
E-mail： booksale@bjmu.edu.cn
印　　刷： 北京东方圣雅印刷有限公司
经　　销： 新华书店
责任编辑： 靳新强　刘陶陶　**责任校对：** 金彤文　**责任印制：** 李　啸
开　　本： 787mm × 1092mm　1/16　**印张：** 11.25　**字数：** 283 千字
版　　次： 2017 年 2 月第 1 版　2017 年 2 月第 1 次印刷
书　　号： ISBN 978-7-5659-1509-3
定　　价： 25.00 元

前　言

《医学免疫学》是一门以免疫系统为中心的医学课程，主要包括基础免疫学、临床免疫学和免疫学技术等内容，是基础医学、临床医学（含口腔医学和护理学）、预防医学、检验医学、药学和生物学等各个生物医学相关专业学生必须学习的专业基础课程，同时也是国家执业医师资格考试的核心科目之一。因此，《医学免疫学》是一门重要的医学课程，是医学生的必修核心课程。

由于免疫学是一门以实验为基础的前沿科学，每年都有大量新的研究成果涌现，世界各国的免疫学教材种类繁多。在我国的《医学免疫学》统编教材中，考虑到我国的具体国情等因素，作者大胆精简了临床免疫学、抗感染免疫学和免疫学技术等内容，主要保留了基础免疫学的内容，着重体现免疫学教学的基础性和前沿性。但这样的教材也为学生自主学习和复习免疫学知识内容带来了一定的问题。

针对许多学生提出的免疫学难懂和难学等问题，本书以医学免疫学理论知识为基础，借鉴和参考国内外多种免疫学相关教材和《国家执业医师资格考试大纲》的内容，最终编写而成。本书对于各医学相关专业本科学生自主学习，准备参加执业医师资格考试或研究生入学考试，均具有一定的辅助和参考价值。鉴于我们的知识水平和能力有限，编写时间仓促，书中难免有不当之处，望广大同行和读者及时予以批评指正。

最后，感谢北京大学医学出版社编辑老师的辛勤工作。同时，谨以此书向因病去世的《医学免疫学》（第四版）主编、中国免疫学会第四届理事会理事长和我终身的良师陈慰峰院士表示深切的敬意。

王月丹
于北京大学医学部

目　录

第一章　免疫学概论

应试习题

一、名词解释

1．免疫（immunity）
2．免疫防御（immune defense）
3．免疫监视（immune surveillance）
4．免疫自身稳定（immune homeostasis）
5．免疫应答（immune response）
6．固有免疫（innate immunity）
7．适应性免疫（adaptive immunity）
8．模式识别受体（pattern recognition receptor，PRR）
9．病原相关分子模式（pathogen associated molecule pattern，PAMP）
10．侧链学说（side chain theory）
11．克隆选择学说（clonal selection theory）
12．单核吞噬细胞系统（mono-phagocytic system，MPS）

二、选择题

A 型题

1．免疫系统的生理功能是（1999 年国家执业医师资格考试题目）
A．免疫防御、免疫监视和免疫自我稳定
B．免疫识别、免疫监视和免疫自我稳定
C．免疫防御、免疫耐受和免疫自我稳定
D．免疫识别、免疫耐受和免疫自我更新
E．免疫应答、免疫监视和免疫自我更新

2．适应性免疫应答的特点是
A．特异性、反应性和记忆性
B．特异性、耐受性和记忆性
C．适应性、反应性和记忆性
D．特异性、反应性和兴奋性
E．适应性、调节性和记忆性

3．1937 年，Tiselius 和 Kabat 发现血清蛋白中具有明显抗体活性的蛋白质是
A．白蛋白
B．α1 球蛋白
C．α2 球蛋白
D．β 球蛋白
E．γ 球蛋白

4．1959 年，英国生物化学家 Roney Porter 和美国生物化学家 Gerald Edelman 对免疫球蛋白分子进行研究，发现一个免疫球蛋白的单体结构包括
A．一条轻链和一条重链

B．一条轻链和两条重链
C．两条轻链和一条重链
D．两条轻链和两条重链
E．三条轻链和两条重链

5．免疫应答的基本过程包括（2001 年国家执业医师资格考试题目）
A．识别、活化、效应三个阶段
B．识别、活化、排斥三个阶段
C．识别、活化、反应三个阶段
D．识别、活化、增殖三个阶段
E．识别、活化、应答三个阶段

B 型题

A．Edward Jenner
B．Elie Ilya Mechnikoff
C．von Behring
D．Charles Richet
E．Karl Landsteiner

1．牛痘疫苗的发明者是
2．细胞免疫的奠基者是
3．ABO 血型的发现者是
4．抗毒素疗法的发明人是
5．过敏反应的发现者是

三、问答题

1．列表描述免疫系统的组成。
2．免疫应答可以分成几种类型？试比较其各自的特点。
3．简述牛痘疫苗发明的过程及其对人类的贡献。
4．举例说明现代免疫学时期免疫学所取得的主要成就。
5．试述现代免疫学发展的趋势。

参考答案

一、名词解释

1．免疫（immunity）：从字面的含义理解，是指避免发生疫病（传染病）的能力，即对病原体的抵抗力。但后来又发现免疫系统还具有免疫监视和免疫自身稳定等功能，因此现代免疫学认为，机体免疫系统具有识别自身和外来物质的能力，对自身物质耐受，对外来物质产生排斥反应的现象，就称为免疫。

2．免疫防御（immune defense）：机体免疫系统具有对病原体识别和清除，保护机体不受病原体感染的能力。

3．免疫监视（immune surveillance）：机体免疫系统具有能够随时发现和清除机体内由于基因突变而产生的肿瘤细胞以及衰老凋亡细胞的能力。

4．免疫自身稳定（immune homeostasis）：免疫系统可以通过自身免疫耐受和免疫调节的机制达到稳定免疫内环境的作用。

5．免疫应答（immune response）：免疫系统识别和清除“非己”物质的过程，可分为固有免疫和适应性免疫。

6．固有免疫（innate immunity）：机体与生俱来的，与抗原刺激无关的免疫过程。

7．适应性免疫（adaptive immunity）：受到特定抗原信号刺激后，机体产生针对该抗原的特异性免疫应答产物（抗体或致敏的淋巴细胞），并通过这些免疫效应产物，将该抗原从体内清除的过程，具有特异性、耐受性和记忆性等特点。

8．模式识别受体（pattern recognition receptor，PRR）：固有免疫细胞表面可以识别病原体表达的病原相关分子模式结构的受体。

9．病原相关分子模式（pathogen associated molecule pattern，PAMP）：病原体表达的一类共有的分子模式结构，例如革兰氏阴性菌细胞壁的脂多糖（LPS）等，它们可以被单核/巨噬细胞及树突状细胞等固有免疫细胞表面的 Toll 样受体（TLR）识别，并激活固有免疫过程。

10．侧链学说（side chain theory）：该学说认为抗体分子是细胞表面的一种受体，当抗原进入机体后，与这种受体特异性结合，刺激细胞产生更多的抗体，细胞产生大量的抗体从细胞表面脱落，从而形成血液中的循环抗体。该学说是 1897 年，由埃尔利希（Erhlich）提出的。

11．克隆选择学说（clonal selection theory）：该学说认为，全身的免疫细胞是由众多识别不同抗原的细胞克隆组成的，同一种克隆细胞表达相同的特异性受体，淋巴细胞识别抗原的多样性是机体接触抗原以前就已经预先形成的。抗原进入机体只是从免疫细胞库中选择出能识别这种抗原的相应的淋巴细胞克隆，并使其活化、增殖及分化，产生免疫应答的效应产物，从而发挥清除入侵抗原的功能。该学说是在 1957 年由澳大利亚科学家伯内特（Burnet）提出的，是免疫学发展史中最为重要的理论。

12．单核吞噬细胞系统（mono-phagocytic system，MPS）：以往也称为网状内皮细胞系统。进一步研究发现，单核细胞穿出内皮细胞层进入组织脏器成为巨噬细胞，是同一个细胞谱系发育的不同阶段，这就是单核吞噬细胞系统。

二、选择题

A 型题

1．A　免疫系统的生理功能包括对病原体的免疫防御功能，对肿瘤细胞及衰老细胞的免疫监视功能；对自身免疫功能的调节与耐受等保持机体内环境稳定的功能。

2．B　适应性免疫应答是指机体再次接触相同抗原时，可以针对该抗原产生的更加迅速、更加特异和更加高效的免疫应答，免疫耐受也属于一种特殊类型的适应性免疫应答，即对特定抗原特异性不应答的状态。因此，适应性免疫应答具有特异性、耐受性和记忆性的特点。

3．E　1937 年，提塞留斯（Tiselius）和卡巴特（Kabat）利用电泳的方法将血清蛋白分为多个条带，并发现免疫血清中浓度显著升高，并具有明显抗体活性的蛋白是 γ 球蛋白，即丙种球蛋白。

4．D　1959 年，英国生物化学家罗尼·波特（Roney Porter）和美国生物化学家杰拉尔德·爱德曼（Gerald Edelman）对免疫球蛋白分子结构进行研究，发现一个免疫球蛋白的单体是由一对重链和一对轻链组成的。

5．A　免疫应答的基本过程包括对抗原信号的识别，免疫系统的活化及对抗原的免疫清除效应。

B 型题

1．A　1796 年，英国人爱德华・詹纳（Edward Jenner）首先采用牛痘疫苗接种预防天花，并取得了成功。

2．B　俄国人 Elie Ilya Mechnikoff 发现了白细胞吞噬作用，并以此推测机体的免疫力主要依靠免疫细胞的功能而发挥效益，从而奠定了细胞免疫的理论基础。

3．E　1900 年，美籍奥地利人卡尔・兰德斯坦纳（Karl Landsteiner）利用交叉配血试验，发现了人类的 A、B 和 O 型三种红细胞血型。

4．C　1890 年，德国人贝林（von Behring）发现了白喉及破伤风抗毒素，并将抗毒素应用于传染病的治疗中，创立了血清疗法。

5．D　1907 年，法国人查尔斯・理迟特（Charles Richet）在研究僧帽水平中毒机制的过程中，发现其中毒的本质是免疫应答介导的变态反应，也称为过敏反应。

三、问答题

1．列表描述免疫系统的组成。

答：

免疫器官		免疫细胞		免疫分子	
中枢	外周	固有	适应性	膜型	分泌型
胸腺	脾	吞噬细胞（包括单核 - 巨噬细胞和中性粒细胞等）	T 细胞	TCR	免疫球蛋白
骨髓	淋巴结	树突状细胞	B 细胞	BCR	补体
法氏囊（鸟类）	皮肤相关淋巴组织	NK 细胞		CD 分子	细胞因子
	黏膜相关淋巴组织	NKT 细胞		黏附分子	
		其他（嗜酸性粒细胞、嗜碱性粒细胞、γδT 细胞和 B1 细胞等）		MHC 分子	
				细胞因子受体	

2．免疫应答可以分成几种类型？试比较其各自的特点。

答：免疫应答可以分为固有免疫应答和适应性免疫应答两种类型，其各自特点如下表：

	固有免疫应答	适应性免疫应答
获得形式	固有性（或先天性）	获得性
抗原激发	不需要	需要
发挥作用时相	早期、快速（数分钟至 4 天）	4 ～ 5 天以后发挥作用
免疫原识别受体	模式识别受体	特异性抗原识别受体
细胞发育中基因重排产生多样性		
免疫记忆	无	有，产生记忆细胞
举例	抑菌、杀菌物质，补体，炎症因子	
吞噬细胞，NK 细胞，NKT 细胞	T 细胞（细胞免疫—效应 T 细胞等）	
B 细胞（体液免疫—抗体）		

3．简述牛痘疫苗发明的过程及其对人类的贡献。

答：18世纪末，英国医生 Edward Jenner 观察到挤牛奶女工因为感染牛痘后，具有了对天花的免疫力，而不会发生天花的现象。他在1796年对一名小男孩进行牛痘疫苗接种，使后者成功获得了对天花的免疫。牛痘疫苗是人类历史最早的科学疫苗。经过近180年的努力，在牛痘疫苗的帮助下，人类最终战胜了天花。1980年，世界卫生组织宣布全球已经消灭了天花。这是人类首次在与传染病的战争中，取得胜利。

4．举例说明现代免疫学时期免疫学所取得的主要成就。

答：现代免疫学时期，免疫学研究工作者取得了很多重要的成就，例如抗体多样性和特异性的遗传学基础研究、T细胞抗原识别受体基因的克隆、免疫遗传学的发展与组织相容性复合物（MHC）限制性的发现、细胞因子及其受体的研究，以及免疫受体信号转导的研究等，均大大推动了免疫学的发展，使免疫学成为21世纪生物医学研究领域的一个前沿热点。在这个时期，还有多位免疫学家获得了诺贝尔生理学或医学奖。

5．试述现代免疫学发展的趋势。

答：现代免疫学发展的趋势，主要体现在：

（1）免疫学的基础研究更加深入和广泛，免疫学理论体系日趋完善。

（2）临床免疫学在疾病诊断与防治中发挥的作用更为明显，新型免疫学技术和方法及其应用不断发展和推广。

（3）基础免疫学与临床免疫学相结合及其与其他多学科的交叉更加紧密，深化了人类对于疾病发生发展机制的认识。

（4）免疫学在推动生物高科技产业化中，产生的技术支撑作用以及效益越来越突出。

第二章 免疫器官和组织

应试习题

一、名词解释

1. 免疫系统（immun system）
2. 中枢免疫器官（central immune organ）
3. 淋巴细胞再循环（lymphocyte recirculation）
4. 造血诱导微环境（hematopoietic inductive microenvironment，HIM）
5. 胸腺（thymus）
6. 地址素（addressin）
7. 哈索尔小体（Hassall corpuscle）
8. 胸腺微环境（thymic microenvironment）
9. 初始 T 细胞（naïve T cell）
10. 外周免疫器官（peripheral immune organ）
11. 淋巴结（lymph node）
12. 生发中心（germinal center，GC）
13. 副皮质区（paracortex）
14. 高内皮微静脉（high endothelidal venule，HEV）
15. 白髓（white pulp）
16. 黏膜相关淋巴组织（mucosal-associated lymphoid tissue，MALT）
17. 派尔集合淋巴结（peyer patches，PP）
18. 微皱褶细胞（microfold cell，M 细胞）
19. 上皮内淋巴细胞（intraepithelial lymphocyte，IEL）
20. 淋巴细胞归巢（lymphocyte homing）

二、选择题

A 型题

1．下列器官中，属于中枢免疫器官的是
   A．脾
   B．淋巴结
   C．阑尾
   D．胸腺
   E．肝

2．某些特定组织 HEV 表面的与淋巴细胞归巢有关的黏附分子，称为
   A．白介素（IL）
   B．干扰素（IFN）
   C．地址素
   D．胸腺素
   E．凝集素

3．在淋巴结中，毛细血管后微静脉位于
A．髓索
B．髓窦
C．生发中心
D．胸腺依赖区
E．淋巴小结

4．下列结构中，位于脾红髓的是
A．中央动脉
B．动脉周围淋巴鞘
C．脾小结
D．边缘区
E．脾索

5．BALT 主要位于
A．阑尾
B．肠黏膜下淋巴组织
C．咽扁桃体
D．鼻后部淋巴组织
E．肺叶的支气管上皮下

6．派尔集合淋巴结中含有大量的 Th2 细胞，这些细胞可大量分泌促进 B 细胞产生 IgA 的细胞因子是
A．IL-1
B．IL-2
C．IL-3
D．IL-4
E．IL-5

7．在脾中，B 细胞与 T 细胞各占全部细胞的
A．60% 和 40%
B．70% 和 30%
C．50% 和 50%
D．80% 和 20%
E．10% 和 90%

8．下列生理功能中，脾具有但淋巴结不具有的是
A．T 细胞定居的场所
B．B 细胞定居的场所
C．滤过功能
D．免疫应答发生的场所
E．合成补体成分

9．在肠黏膜中分布的上皮内淋巴细胞（IEL）主要为 T 细胞，其中 $\gamma\delta$T 细胞与 $\alpha\beta$T 细胞所占的比例分别为
A．60% 和 40%
B．70% 和 30%
C．50% 和 50%
D．80% 和 20%
E．10% 和 90%

10．脾内的巨噬细胞和树突细胞（DC）均具有较强的吞噬能力，可以清除血液中的病原体，在人体的循环血液中，流经脾的血液约占全部血量的
A．30%
B．50%
C．60%
D．75%
E．90%

11．人造血干细胞（HSC）的主要表面标志是 CD34 和
A．CD3
B．CD19
C．CD45
D．CD117
E．CD225

12．人类造血首先出现于 2 ~ 3 周龄的
A．胎盘
B．尿囊
C．卵黄囊
D．胚肝
E．骨髓

13．人类 3 ~ 7 个月胚胎的主要造血器官是
A．尿囊和卵黄囊
B．卵黄囊和肝
C．肝和脾
D．脾和骨髓
E．骨髓和胸腺

14. 下列关于脾的叙述中，正确的是
A. 人类成年期的主要造血器官
B. 与淋巴管道相连接
C. 可分为皮质和髓质
D. 属于机体 GALT 的一部分
E. 含有大量的血窦

15. 进入输出淋巴管的 T 细胞和 B 细胞，经胸导管，最终汇入
A. 左锁骨下静脉
B. 左颈内静脉
C. 脾静脉
D. 门静脉
E. 下腔静脉

16. 免疫应答发生的主要场所是（2006 年执业医师资格考试）
A. 淋巴管
B. 肝
C. 胸腺
D. 外周血
E. 淋巴结

17. 可通过 ADCC 作用介导细胞毒作用的细胞是（2007 年执业医师资格考试）
A. 浆细胞
B. CTL
C. B 细胞
D. NK 细胞
E. 肥大细胞

18. 机体受外源性抗原刺激后，发生免疫应答的部位是（2007 年执业医师资格考试）
A. 骨髓
B. 淋巴结
C. 胸腺
D. 腔上囊
E. 外周血

B 型题

A. 胸腺
B. 脾
C. 骨髓
D. 淋巴结
E. 肠相关淋巴组织

1. 人体最大的外周免疫器官是
2. T 细胞分化成熟的场所是
3. B 细胞分化成熟的场所是
4. 人体结构最完备的免疫器官是
5. 结构中含有 M 细胞的是

A. FAE
B. IEL
C. HEV
D. TSC
E. HSC

6. 主要分布于骨髓的是
7. 参与组成胸腺微环境主要成分的是
8. 将派尔集合淋巴结与肠腔隔离的是
9. 淋巴结中沟通血液循环和淋巴循环的重要通道是
10. 主要为 T 细胞的是

A. GC
B. HIM
C. PALS
D. GALT
E. NALT

11. 与人类造血密切相关的是
12. 次级淋巴滤泡中存在的结构是
13. 扁桃体属于是
14. 组成脾白髓的结构有
15. 主要功能是防御肠道微生物感染的结构是

三、问答题

1. 简述中枢免疫器官的功能。

2．简述淋巴结的结构与功能。
3．简述脾的结构与功能。
4．简述黏膜相关淋巴组织（MALT）的组成与功能。
5．简述淋巴细胞再循环的过程与生物学意义。

参考答案

一、名词解释

1．免疫系统（immun system）：由免疫器官和组织、免疫细胞（如淋巴细胞、树突状细胞、NK 细胞、单核 / 巨噬细胞、粒细胞、肥大细胞等）及免疫分子（如免疫球蛋白、补体、各种膜分子及细胞因子等）组成，其作用是执行免疫功能。

2．中枢免疫器官（central immune organ）：或称初级淋巴器官，是免疫细胞发生、分化、发育和成熟的场所。

3．淋巴细胞再循环（lymphocyte recirculation）：定居在外周免疫器官的淋巴细胞，由输出淋巴管经淋巴干、胸导管或右淋巴导管进入血液循环；经血液循环到达外周免疫器官后，穿越高内皮微静脉（HEV），重新分布于全身淋巴器官和组织的反复循环过程。

4．造血诱导微环境（hematopoietic inductive microenvironment，HIM）：由基质细胞及其所分泌的多种造血生长因子（如 IL-3、IL-4、IL-6、IL-7、SCF、GM-CSF 等）与细胞外基质共同构成了造血细胞赖以生长发育和成熟的环境。

5．胸腺（thymus）：是 T 细胞分化、发育、成熟的场所。

6．地址素（addressin）：特定组织 HEV 表面的黏附分子。

7．哈索尔小体（Hassall corpuscle）：又称胸腺小体，由聚集的上皮细胞呈同心圆状包绕排列而成，是胸腺结构的重要特征。

8．胸腺微环境（thymic microenvironment）：主要由胸腺基质细胞、细胞外基质及局部活性因子组成，是决定 T 细胞分化、增殖和选择性发育的重要条件。

9．初始 T 细胞（naïve T cell）：胸腺细胞获得自身免疫耐受和 MHC 限制性抗原识别能力，发育成熟为初始 T 细胞。

10．外周免疫器官（peripheral immune organ）：或称次级淋巴器官，是成熟淋巴细胞（T 细胞、B 细胞）定居的场所，也是淋巴细胞对外来抗原产生免疫应答的主要部位。

11．淋巴结（lymph node）：是结构最完备的外周免疫器官，广泛分布于全身非黏膜部位的淋巴通道汇集处。

12．生发中心（germinal center，GC）：受抗原刺激后，淋巴滤泡内出现生发中心，称为次级淋巴滤泡，内含大量增殖分化的 B 淋巴母细胞。

13．副皮质区（paracortex）：淋巴结浅皮质区与髓质之间的深皮质区又称副皮质区，是T细胞定居的场所，称为胸腺依赖区。

14．高内皮微静脉（high endothelidal venule，HEV）：副皮质区有由内皮细胞组成的、呈非连续状的毛细血管后微静脉，也称高内皮微静脉。

15．白髓（white pulp）：为密集的淋巴组织，由围绕中央动脉分布的动脉周围淋巴鞘、脾小结和边缘区组成，相当于淋巴结的皮质。

16．黏膜相关淋巴组织（mucosal-associated lymphoid tissue，MALT）：亦称黏膜免疫系统，主要指呼吸道、胃肠道及泌尿生殖道黏膜固有层和上皮细胞下散在的淋巴组织，以及含有生发中心的淋巴组织，如扁桃体、小肠派尔集合淋巴结及阑尾等，是发生黏膜免疫应答的主要部位。

17．派尔集合淋巴结（peyer patches，PP）：属小肠黏膜淋巴滤泡组织，是发生肠黏膜免疫应答的重要部位。

18．微皱褶细胞（microfold cell，M细胞）：是一种特化的抗原转运细胞，无微绒毛，不能分泌消化酶和黏液。

19．上皮内淋巴细胞（intraepithelial lymphocyte，IEL）：IEL位于肠黏膜上皮细胞之间，主要为T细胞。

20．淋巴细胞归巢（lymphocyte homing）：血液中淋巴细胞选择性趋向迁移并定居于外周免疫器官的特定区域或特定组织的过程。

二、选择题

A型题

1．D　骨髓和胸腺为人体中枢免疫器官。

2．C　地址素是特定组织HEV表面的黏附分子。

3．D　胸腺依赖区有由内皮细胞组成的、非连续的毛细血管后微静脉。

4．E　红髓由脾索和脾血窦组成。

5．E　支气管黏膜相关淋巴组织（BALT）主要分布于各肺叶的支气管上皮下。

6．E　Th2细胞产生的IL-5能促进B细胞发生类别转化，产生IgA。

7．A　B细胞约占脾淋巴细胞总数的60%，T细胞约占40%。

8．E　脾可合成并分泌某些重要生物活性物质，如补体成分和细胞因子等。

9．A　IEL位于肠黏膜上皮细胞之间，主要为T细胞。其中，约60%为γδT细胞，约40%为αβT细胞。

10．E　体内约90%的循环血液流经脾。

11．D　人HSC的主要表面标志为CD34和CD117。

12．C　在人类，造血首现于2～3周龄的卵黄囊。

13．C　肝和脾称为胚胎第3～7个月的主要造血器官。

14．E　脾是胚胎时期的造血器官，自骨髓开始造血后，脾演变成人体最大的外周免疫器官。脾在结构上不与淋巴管道相连，也无淋巴窦，但含有大量血窦。

15. A　T 细胞和 B 细胞进入输出淋巴管，经胸导管，最终汇入左锁骨下静脉。

16. E　免疫应答发生的主要场所是淋巴结和脾。

17. D　可通过抗体依赖的细胞介导的细胞毒作用（ADCC）介导细胞毒作用的细胞包括 NK 细胞、巨噬细胞。

18. B　免疫应答发生的主要场所是淋巴结和脾。

B 型题

1. B　人体最大的外周免疫器官是脾。

2. A　T 细胞分化成熟的场所是胸腺。

3. C　B 细胞分化成熟的场所是骨髓。

4. D　人体结构最完备的免疫器官是淋巴结。

5. E　肠相关淋巴组织（GALT）中含有 M 细胞。

6. E　造血干细胞（HSC）主要分布于骨髓。

7. D　胸腺由胸腺细胞和胸腺基质细胞（TSC）组成。

8. A　在派尔集合淋巴结处，肠黏膜向肠腔呈圆顶状隆起，由一层滤泡相关上皮（FAE）将其与肠腔隔离。

9. C　高内皮微静脉（HEV）是沟通血液循环和淋巴循环的重要通道。

10. B　上皮内淋巴细胞（IEL）位于肠黏膜上皮细胞之间，主要为 T 细胞。

11. B　造血诱导微环境（HIM）与人类造血密切相关。

12. A　受抗原刺激后，淋巴滤泡内出现生发中心（GC），这种淋巴滤泡被称为次级淋巴滤泡。

13. E　鼻相关淋巴组织（NALT）包括咽扁桃体、腭扁桃体、舌扁桃体及鼻后部其他淋巴组织。

14. C　白髓为密集的淋巴组织，由围绕中央动脉而分布的动脉周围淋巴鞘（PALS）、脾小结和边缘区组成。

15. D　肠相关淋巴组织（GALT）是位于肠黏膜下的淋巴组织，主要作用是抵御肠道病原微生物感染。

三、问答题

1. 简述中枢免疫器官的功能。

答：骨髓和胸腺为人体中枢免疫器官，是免疫细胞发生、分化、发育和成熟的场所。

（1）骨髓的功能：

1）各类血细胞和免疫细胞发生的场所。

2）B 细胞和 NK 细胞分化成熟的场所。

3）体液免疫应答发生的场所。

（2）胸腺的功能：

1）T 细胞分化、成熟的场所。

2）免疫调节作用。

3）自身耐受的建立与维持。

2．简述淋巴结的结构与功能。

答：(1) 淋巴结可分为三个区域：浅皮质区（B 细胞区）、副皮质区（T 细胞区）、髓质区（由髓索和髓窦组成）。淋巴结表面覆盖有结缔组织被膜，浅皮质区可见主要由 B 细胞组成的初级淋巴滤泡，受抗原刺激后可形成生发中心（次级滤泡）；副皮质区可见高内皮微静脉，淋巴细胞由此从血液循环进入淋巴结，也是 T 细胞主要定居的部位。

(2) 淋巴结的功能：

1) T 细胞和 B 细胞定居的场所。

2) 免疫应答发生的场所。

3) 参与淋巴细胞再循环。

4) 过滤作用。

3．简述脾的结构与功能。

答：(1) 脾的结构：脾外层为结缔组织被膜，被膜向脾内伸展形成若干小梁，后者在脾内反复分支，形成纤维网状结构，对其内的淋巴组织（白髓）和充满血液的红髓起支持作用。脾实质可分为白髓和红髓。

(2) 脾的功能：

1) T 细胞和 B 细胞定居的场所。

2) 免疫应答发生的场所。

3) 合成生物活性物质。

4) 过滤作用。

4．简述黏膜相关淋巴组织（MALT）的组成与功能。

答：黏膜相关淋巴组织主要包括肠相关淋巴组织、鼻相关淋巴组织和支气管相关淋巴组织等。MALT 的功能包括：

(1) 行使黏膜局部免疫应答。MALT 在肠道、呼吸道及泌尿生殖道黏膜构成了一道免疫屏障，是行使局部免疫应答的主要部位，在黏膜局部抗感染免疫防御中发挥关键作用。

(2) 产生分泌型 IgA。MALT 中的 B 细胞多为产生分泌型 IgA（SIgA）的 B 细胞。SIgA 经黏膜上皮细胞分泌至肠黏膜表面，成为肠道局部黏膜免疫的主要效应分子。在肠黏膜相关淋巴组织中产生的部分幼浆细胞可经血液循环进入唾液腺、呼吸道黏膜、女性生殖道黏膜和乳腺等部位，产生 SIgA，发挥相似的免疫作用，使肠道免疫成为全身免疫的一部分。

5．简述淋巴细胞再循环的过程与生物学意义。

答：(1) 淋巴细胞再循环的过程：定居在外周免疫器官的淋巴细胞，由输出淋巴管经淋巴干、胸导管或右淋巴导管进入血液循环；经血液循环到达外周免疫器官后，穿越 HEV，重新分布于全身淋巴器官和组织的反复循环过程。

(2) 淋巴细胞再循环的生物学意义：

1) 使体内淋巴细胞在外周免疫器官和组织的分布更趋合理，有助于增强整个集体的免疫功能。

2) 增加淋巴细胞与抗原及抗原提呈细胞（APC）接触的机会，有利于适应性免疫应答的产生。

3）使机体所有免疫器官和组织联系成为一个有机的整体，并将免疫信息传递给全身各处的淋巴细胞和其他免疫细胞，有利于动员各种免疫细胞和效应细胞迁移至病原体、肿瘤或其他抗原性异物所在部位，从而发挥免疫效应。

因此，淋巴细胞再循环是维持机体正常免疫应答并发挥免疫功能的必要条件。

第三章　抗　原

应试习题

一、名词解释

1．抗原（antigen，Ag）
2．免疫原性（immunogenicity）
3．免疫反应性（immunoreactivity）
4．完全抗原（complete antigen）
5．半抗原（hapten）
6．载体（carrier）
7．表位（epitope）
8．顺序表位（sequential epitope）
9．构象表位（conformational epitope）
10．锚定残基（anchor residue）
11．共同表位（common epitope）
12．交叉反应（cross-reaction）
13．胸腺依赖抗原（thymus dependent antigen，TD-Ag）
14．非胸腺依赖抗原（thymus independent antigen，TI-Ag）
15．异嗜性抗原（heterophilic antigen）
16．异种抗原（xenogenic antigen）
17．同种异型抗原（allogenic antigen）
18．自身抗原（autoantigen）
19．独特型抗原（idiotypic antigen）
20．内源性抗原（endogenous antigen）
21．外源性抗原（exogenous antigen）
22．变应原（allergen）
23．耐受原（tolerogen）
24．超抗原（superantigen）
25．佐剂（adjuvant）
26．丝裂原（mitogen）

二、选择题

A 型题

1. 下列有关不完全抗原（半抗原）的叙述正确的是（2004 年执业医师资格考试题目）
   A．是蛋白质大分子
   B．有免疫原性
   C．有免疫反应性
   D．与抗原决定簇无关
   E．与载体的含义相似
2. 下列有关完全抗原的叙述正确的是（2005 年执业医师资格考试题目）
   A．只有免疫原性，无免疫反应性
   B．只有免疫反应性，无免疫原性
   C．既无免疫原性，又无免疫反应性
   D．既有免疫原性，又有免疫反应性
   E．不能激发细胞免疫应答
3. 不属于佐剂作用机制的是（2008 年执业医师资格考试题目）
   A．改变抗原物理性状
   B．延缓抗原降解
   C．改变免疫应答类型
   D．特异性增强免疫功能
   E．刺激淋巴细胞的增殖分化
4. 佐剂的功能不包括（2009 年执业医师资格考试题目）
   A．作用于 T 细胞抗原受体
   B．激活抗原提呈细胞
   C．延长抗原的体内滞留时间
   D．改变免疫应答的类型
   E．增强免疫应答
5. 下列分子中，免疫原性最弱的是
   A．胰岛素
   B．流感病毒凝集素
   C．破伤风外毒素
   D．白喉抗毒素
   E．胆红素
6. 参与 TD-Ag 刺激机体产生抗体的细胞是（2012 年执业医师资格考试题目）
   A．B 细胞
   B．T 细胞和 B 细胞
   C．巨噬细胞、B 细胞、T 细胞
   D．巨噬细胞和 B 细胞
   E．巨噬细胞和 T 细胞
7. 下列分子中，属于免疫刺激剂的是
   A．变应原
   B．耐受原
   C．半抗原
   D．超抗原
   E．异嗜性抗原
8. 下列分子中，属于超抗原的是
   A．刀豆蛋白 A
   B．脂多糖
   C．硫酸软骨素
   D．矿物油
   E．金黄色葡萄球菌肠毒素 A
9. 小明夏天在图书馆自习时，被蚊虫叮咬后，叮咬的部位很快肿胀起包，并感到很痒，这是因为蚊虫的唾液中存在可以导致机体发生超敏反应的物质，这类物质被称为
   A．耐受原
   B．变应原
   C．丝裂原
   D．益生元
   E．激肽原
10. 机体免疫细胞通常识别的抗原，主要属于
    A．蛋白质
    B．核苷酸
    C．纤维素
    D．脂肪酸
    E．淀粉
11. 下列分子中，属于 T 细胞丝裂原的是
    A．脂多糖
    B．葡萄球菌蛋白 A
    C．植物血凝素

D. C 反应蛋白
E. 胰岛素

12. 下列抗原中，属于 TI-Ag 的是
A. 脂多糖
B. 葡萄糖
C. 半乳糖
D. 甘露糖
E. 脱氧核糖

13. 赫赛汀是一种针对肿瘤细胞表面 HER-2 分子的单抗靶向药物，其识别的抗原决定簇属于
A. 线性表位
B. T 细胞表位
C. 空间构象表位
D. 隐蔽表位
E. 共同表位

14. 某男童，12 岁，三周前感冒，发热，诊断为急性化脓性扁桃体炎，7 天后痊愈。3 天前，出现血尿，尿蛋白 +++，诊断为肾小球肾炎。其可能的发病原因是由于感染链球菌后，导致的肾免疫病理损伤，在这个病理过程中，链球菌中存在的可能与疾病发生最相关的抗原属于
A. 保护性抗原
B. 同种异体抗原
C. 半抗原
D. 异嗜性抗原
E. 独特型抗原

15. 下列分子中，属于 TD-Ag 的是
A. 脂多糖
B. 植物血凝素
C. 甘露糖
D. 矿物油
E. 白喉抗毒素

16. 下列物质中，属于生物性佐剂的是
A. 弗氏不完全佐剂
B. 免疫刺激复合物
C. 明矾
D. 脂质体
E. 卡介苗

17. 下列物质中，属于半抗原的是
A. 青霉素
B. 植物血凝素
C. 葡萄糖
D. 矿物油
E. 白喉抗毒素

18. 蛋白质抗原分子中的抗原表位一般包括
A. 1 ~ 3 个氨基酸残基
B. 5 ~ 15 个氨基酸残基
C. 30 ~ 50 个氨基酸残基
D. 50 ~ 100 个氨基酸残基
E. 100 个以上氨基酸残基

19. 下列说法中，能正确反映 T 细胞表位特点的是
A. 没有自身 MHC 限制性
B. 可由不连续的氨基酸残基构成
C. 需要保持一定的空间构象
D. 存在锚定氨基酸
E. 一般不需要抗原提呈细胞加工处理

20. 下列分子中，属于小鼠 B 细胞丝裂原的是
A. 刀豆蛋白 A
B. 植物血凝素
C. 美洲商陆
D. 脂多糖
E. 葡萄球菌蛋白 A

B 型题

A. 异种抗原
B. 同种异型抗原
C. 自身抗原
D. 独特型抗原
E. 异嗜性抗原

1. 被称为 Forssman 抗原的是
2. 蛇毒抗血清对人来说是
3. ABO 血型抗原是

4．抗原的内映像是　　　　　　　　　　　　　　物可以识别的是
5．自身免疫病患者体内的免疫应答产

三、问答题

1．列表比较 T 细胞表位与 B 细胞表位的特性。
2．列表比较 TD 抗原与 TI 抗原的特性。
3．试比较超抗原与抗原的不同。
4．试述影响抗原免疫原性的因素。
5．简述佐剂的作用机制并举例说明其在生物医学领域中的应用。

参考答案

一、名词解释

1．抗原（antigen，Ag）：所有能激活和诱导免疫应答的物质，通常指能被 T、B 淋巴细胞表面特异性抗原受体（TCR 或 BCR）识别及结合，激活 T、B 淋巴细胞增殖、分化、产生免疫应答效应产物（特异性淋巴细胞或抗体），并与效应产物结合，进而发挥适应性免疫应答的物质。

2．免疫原性（immunogenicity）：抗原被 T、B 细胞表面特异性抗原受体（TCR 或 BCR）识别及结合，诱导机体产生适应性免疫应答（活化的 T/B 细胞或抗体）的能力。

3．免疫反应性（immunoreactivity）：抗原与其所诱导产生的免疫应答效应物质（活化的 T/B 细胞或抗体）特异性结合的能力。

4．完全抗原（complete antigen）：同时具有免疫原性与免疫反应性的物质称完全抗原。

5．半抗原（hapten）：某些小分子物质，其单独不能诱导免疫应答，即不具备免疫原性，但当其与大分子蛋白质或非抗原性的多聚赖氨酸等载体交联或结合后可获得免疫原性，诱导免疫应答，这些小分子物质可与应答效应产物结合，具备抗原性，称半抗原，又称不完全抗原。

6．载体（carrier）：在基因工程重组 DNA 技术中将目的基因转移至受体细胞的一种能自我复制的 DNA 分子。

7．表位（epitope）：抗原分子中决定免疫应答特异性的特殊化学基团，是抗原与 T/B 细胞抗原受体（TCR/BCR）或抗体特异性结合的最小结构和功能单位。

8．顺序表位（sequential epitope）：由连续线性排列的氨基酸构成，又称线性表位。

9．构象表位（conformational epitope）：由不连续排列、但在空间上彼此接近形成特定

构象的若干氨基酸组成。

10．锚定残基（anchor residue）：由抗原肽与 HLA 分子结合的氨基酸残基组成。

11．共同表位（common epitope）：某些抗原分子中含有多个抗原表位，而不同抗原间可能含有相同或相似的抗原表位，称为共同表位。

12．交叉反应（cross-reaction）：某些抗原诱生的特异性抗体或活化淋巴细胞，不仅可与自身抗原表位特异性结合，还可与其他抗原中相同或相似的表位反应，此为交叉反应。

13．胸腺依赖抗原（thymus dependent antigen，TD-Ag）：绝大多数蛋白质抗原如病原微生物、大分子化合物、血清蛋白等刺激 B 细胞产生抗体时，必须依赖 T 细胞的辅助，称 TD-Ag，又称 T 细胞依赖性抗原。

14．非胸腺依赖抗原（thymus independent antigen，TI-Ag）：某些抗原刺激机体产生抗体时无需 T 细胞的辅助，为 TI-Ag，又称非 T 细胞依赖性抗原。

15．异嗜性抗原（heterophilic antigen）：指存在于人、动物及微生物等不同种属之间的共同抗原。

16．异种抗原（xenogenic antigen）：来自于另一物种的抗原，如病原微生物及其产物、植物蛋白质、治疗用动物抗血清（抗体）及异种器官移植物等，对人而言均为异种抗原。

17．同种异型抗原（allogenic antigen）：同一种属不同个体间所存在的不同抗原，亦称同种抗原或同种异体抗原。

18．自身抗原（autoantigen）：正常情况下，机体对自身组织细胞表达的抗原不会产生免疫应答，即自身耐受，但是在感染、理化因素、某些药物等影响下，自身组织细胞抗原发生改变和修饰，或者外伤导致的免疫隔离抗原的释放，可使自身来源抗原成为自身抗原，诱导特异性自身免疫应答。

19．独特型抗原（idiotypic antigen）：某些抗原刺激机体 B 细胞产生的抗体，也可能刺激机体内其他 B 细胞产生抗体，即具备免疫原性，这是由于抗体或 TCR/BCR 的可变区内含有具备独特空间构型的氨基酸顺序称为互补决定区，每种特异性抗体、TCR、BCR 的互补决定区 CDR 各不相同，因此也可作为抗原诱生特异性抗体。抗体中此类独特的氨基酸序列所组成的抗原表位称为独特型抗原。

20．内源性抗原（endogenous antigen）：在抗原提呈细胞内新合成的抗原（如病毒感染细胞合成的病毒蛋白、肿瘤细胞内合成的肿瘤抗原等）。

21．外源性抗原（exogenous antigen）：所有能激活和诱导免疫应答的物质，通常指能被 T、B 淋巴细胞表面特异性抗原受体（TCR 或 BCR）识别及结合，激活 T、B 淋巴细胞增殖、分化、产生免疫应答效应产物（特异性淋巴细胞或抗体），并与效应产物结合，进而发挥适应性免疫应答的物质。

22．变应原（allergen）：根据肿瘤来源及其与疾病的相关性，抗原可分为移植抗原、肿瘤抗原、自身抗原等。能诱导变态反应的抗原被称为变应原。

23．耐受原（tolerogen）：可诱导机体产生免疫耐受的抗原称为耐受原。

24．超抗原（superantigen）：某些抗原物质，只需极低浓度（1 ~ 10ng/ml）即可非特异性激活人体总 T 细胞库中 2% ~ 20% 的 T 细胞克隆，产生极强的免疫应答，称为超抗原。

25．佐剂（adjuvant）：预先或与抗原同时注入体内，可增强机体对抗原的免疫应答或改变免疫应答类型的非特异性免疫增强性物质。

26．丝裂原（mitogen）：亦称有丝分裂原，因可致细胞发生有丝分裂而得名，属于非特异性的淋巴细胞多克隆激活剂。

二、选择题

A 型题

1．C　半抗原是小分子物质，单独存在时不能诱导免疫应答，故不具备免疫原性；当它与大分子蛋白质或非抗原性的多聚赖氨酸等载体交联或结合后可诱导免疫应答，并可与应答效应产物结合，故具备免疫反应性；载体指在基因工程重组 DNA 技术中将目的基因转移至受体细胞的一种能自我复制的 DNA 分子，半抗原与之无关。

2．D　同时具备免疫原性与免疫反应性的物质称为完全抗原。

3．D　佐剂指预先或与抗原同时注入体内，可增强机体对抗原的免疫应答或改变免疫应答类型的非特异性免疫增强性物质；其作用机制包括：①改变抗原物理性状，延缓抗原降解；②刺激抗原提呈细胞，增强对抗原的加工和提呈；③刺激淋巴细胞增殖分化，增强和扩大免疫应答。

4．A　同上。

5．E　一般而言，抗原的分子量越大，含有抗原表位越多。结构越复杂，则免疫原性越强。

6．C　TD-Ag 需在抗原提呈细胞（巨噬细胞）的参与下，将抗原提呈给 T 细胞，并刺激 B 细胞产生抗体。

7．D　除了通过 TCR/BCR 特异性激活 T/B 细胞应答的抗原，某些物质可非特异性激活 T/B 细胞应答，称为免疫刺激剂，免疫刺激剂可分为超抗原、佐剂和丝裂原等。

8．E　除非特异性激活 T 细胞，金黄色葡萄球菌蛋白 A 等可非特异性激活 B 细胞，属于超抗原。

9．B　能诱导变态反应（过敏反应）的抗原称变应原或过敏原。

10．A　理论上抗原可为自然界所有的外源和自身物质，但机体免疫细胞通常识别的抗原是蛋白质，也包括多糖、脂类和核酸等。

11．C　T 细胞丝裂原主要包括刀豆蛋白 A、植物血凝素、商陆丝裂原等。

12．A　TI-Ag 包括细菌脂多糖、肺炎链球菌荚膜多糖、聚合鞭毛素等。

13．C　肿瘤细胞表面 HER-2 分子属空间构象表位。

14．D　异嗜性抗原指存在于人、动物及微生物等不同种属之间的共同抗原，溶血性链球菌的表面成分与人肾小球基底膜存在共同抗原，故链球菌感染机体产生的抗体可与具有共同抗原的肾组织发生交叉反应，导致肾小球肾炎。

15．E　胸腺依赖性抗原（TD-Ag）包括绝大多数蛋白质抗原如病原微生物、大分子化合物、血清蛋白等。白喉抗毒素属于血清蛋白。

16．E　生物性佐剂包括卡介苗、短小棒状杆菌、脂多糖和细胞因子等。

17．A　许多小分子化合物及药物属半抗原，如青霉素降解产物青霉烯酸，本身并无免疫原性，一旦与血清蛋白结合可成为完全抗原，诱导机体产生 IgE 抗体并介导Ⅰ型超敏反应（青霉素过敏）。

18．B　表位通常由 5 ~ 15 个氨基酸残基组成，也可由多糖残基或核苷酸组成。

19．D　T 细胞表位是 T 细胞仅识别的由抗原提呈细胞（APC）加工后与主要组织相容性复合物（MHC）分子结合为复合物并表达于 APC 表面的线性表位（由连续性排列的氨基酸构成，不需形成一定的空间结构），其必须有 MHC 分子参与；$CD8^+$ T 细胞识别的表位含 8 ~ 10 个氨基酸，其中第 2、9 位氨基酸为锚定氨基酸。

20．D　小鼠 B 细胞丝裂原包括脂多糖。

B 型题

1．E　异嗜性抗原最初由 Forssman 发现，又名 Forssman 抗原。

2．A　异种抗原指来自于另一物种的抗原，如病原微生物及其产物、植物蛋白质、治疗用动物抗血清及异种器官移植物等对人而言均为异种抗原。

3．B　同种异型抗原指同一种属不同个体间所存在的不同抗原，常见的人类同种异型抗原有血型抗原和人主要组织相容性抗原即人白细胞抗原（HLA），已发现 40 余种血型抗原系统，如 ABO 系统和 RH 系统。

4．D　抗原内映像即抗独特型抗体，因其与独特型抗原表位相似，因而被称为抗原内映像。

5．C　自身抗原指在感染、理化因素、某些药物等影响下，自身组织细胞抗原发生和修饰，或者外伤导致的免疫隔离抗原的释放，可使自身来源抗原称为自身抗原，诱导特异性自身免疫应答。

三、问答题

1．列表比较 T 细胞表位与 B 细胞表位的特性。

答：

	T 细胞表位	B 细胞表位
识别表位受体	TCR	BCR
MHC 分子参与	必需	无需
表位性质	蛋白多肽	蛋白多肽、多糖、脂多糖、核酸等
表位大小	8 ~ 10 个氨基酸（$CD8^+$T 细胞表位） 13 ~ 17 个氨基酸（$CD4^+$T 细胞表位）	5 ~ 15 个氨基酸
表位类型	线性表位	构象表位或线性表位
表位位置	抗原分子任意部位	通常位于抗原分子表面

2．列表比较 TD 抗原与 TI 抗原的特性。

答：

	TD-Ag	TI-Ag
结构特点	复杂，含多种表位	含单一表位
表位组成	B 细胞和 T 细胞表位	重复 B 细胞表位
T 细胞辅助	必需	无需
MHC 限制性	有	无
激活的 B 细胞	B2	B1
免疫应答类型	体液免疫和细胞免疫	体液免疫
抗体类型	IgM、IgG、IgA 等	IgM
免疫记忆	有	无

3．试比较超抗原与抗原的不同。

答：

	超抗原	抗原
化学性质	细菌外毒素、反转录病毒病毒蛋白等	普通蛋白质、多糖等
MHC 结合部位	α 螺旋外侧	抗原肽结合槽内部（其氨基酸序列具高度多态性）
TCR 结合部位	Vβ 链	Vα、Jα 及 Vβ、Dβ、Jβ
MHC 限制性	无	有
应答特点	直接激活大量 T 细胞	APC 处理后激活特异性 T 细胞
反应细胞	$CD4^{+}T$ 细胞	T、B 细胞
T 细胞库反应频率	1/20 ～ 1/5	1/106 ～ 1/104

4．试述影响抗原免疫原性的因素。

答：(1) 抗原分子的理化与结构性质：异物性、化学属性、分子量、分子结构、分子构象、易接近性、物理性状。

(2) 宿主的特性：遗传因素、年龄、性别与健康状态。

(3) 抗原进入机体的方式：抗原进入机体的量、途径、次数、频率及免疫佐剂的应用和佐剂类型等。

5．简述佐剂的作用机制并举例说明其在生物医学领域中的应用。

答：佐剂的作用机制为：①改变抗原物理性状，延缓抗原降解，延长抗原在体内潴留时间；②刺激抗原提呈细胞、增强其对抗原的加工和提呈；③刺激淋巴细胞的增殖分化，增强和扩大免疫应答。

佐剂作为非特异性免疫增强剂，已被广泛应用于预防接种疫苗的成分配置；还可用于抗肿瘤与抗感染的辅助免疫治疗添加剂。

第四章　抗　体

应试习题

一、名词解释

1. 抗体（antibody，Ab）
2. 免疫球蛋白（immunoglobulin，Ig）
3. 可变区（variable region，V 区）
4. 恒定区（constant region，C 区）
5. 互补决定区（complementarity determining region，CDR）
6. 骨架区（framework region，FR）
7. 铰链区（hinge region）
8. J 链（joining chain）
9. 分泌片（secretory piece，SP）
10. 抗原结合片段（fragment of antigen binding，Fab）
11. 可结晶片段（fragment crystallizable，Fc）
12. 同种型（isotype）
13. 调理作用（opsonization）
14. 抗体依赖的细胞介导的细胞毒作用（antibody-dependent cell-mediated cytotoxicity，ADCC）
15. 新生 Fc 段受体（neonatal FcR，FcRn）
16. 巨球蛋白（macroglobulin）
17. 分泌型 IgA（secretory IgA，SIgA）
18. 多克隆抗体（polyclonal antibody，pAb）
19. 单克隆抗体（monoclonal antibody，mAb）
20. 杂交瘤（hybridoma）
21. 嵌合抗体（chimeric antibody）
22. 人源化抗体（humanized antibody）
23. 双特异性抗体（bispecific antibody）

二、选择题

A 型题

1．参与黏膜免疫的免疫球蛋白是
　A．IgA
　B．IgM
　C．IgD
　D．IgE

E．IgG

2．介导 ADCC 的是（2008 年执业医师资格考试题目）

A．CD3

B．IgG

C．LFN-γ

D．IL4

E．CD4

3．天然血型抗体是（2012 年执业医师资格考试题目）

A．IgA

B．IgM

C．IgG

D．IgE

E．IgD

4．免疫球蛋白分类的主要依据是（2001 年执业医师资格考试题目）

A．L 链

B．H 链

C．二硫键数目

D．单体数

E．分子量大小

5．决定免疫球蛋白类别的功能区是（2002 年执业医师资格考试题目）

A．轻链可变区

B．轻链恒定区

C．重链恒定区

D．铰链区

E．重链可变区

6．关于 Ig 的描述，正确的是（2003 年执业医师资格考试题目）

A．具有抗原性

B．IgD 构成的免疫复合物可通过 CIq 激活补体

C．IgM 中含有分泌片

D．Ig 有 κ 和 λ 两类重链

E．可被胃蛋白酶水解成 Fab 和 Fc 段

7．具有亲细胞作用的抗体是（2004 年执业医师资格考试题目）

A．IgM

B．IgD

C．IgE

D．IgG

E．IgA

8．关于免疫球蛋白和抗体的说法，正确的是（1999 年执业医师资格考试题目）

A．免疫球蛋白就是抗体，二者具有相同的含义

B．免疫球蛋白均为抗体，抗体不一定都是免疫球蛋白

C．免疫球蛋自与抗体不同，二者也不相关

D．抗体均为免疫球蛋白，而免疫球蛋白并不一定都是抗体

E．抗体和免疫球蛋白只存在于血液和体液中，二者均具有免疫功能

9．人体血清中含量最高的免疫球蛋白是

A．IgM

B．IgD

C．IgE

D．IgG

E．IgA

10．下列免疫球蛋白分子中，分子量最大的是

A．IgM

B．IgD

C．IgE

D．IgG

E．IgA

11．下列分子中，与人体抗寄生虫免疫和超敏反应发生关系最为密切的是

A．IgM

B．IgD

C．IgE

D．IgG

E．IgA

12．抗体的铰链区容易伸展弯曲，改变角度，从而有利于双臂同时结合两个抗原表位，这是由于该区域富含

A. 甘氨酸
B. 蛋氨酸
C. 色氨酸
D. 脯氨酸
E. 赖氨酸

13. 抗体分子分泌片的作用是
A. 辅助 IgA 经过黏膜上皮细胞转运
B. 激活补体
C. 促进调理作用
D. 协助 IgG 通过胎盘屏障
E. 促进 IgE 与肥大细胞表面相应的 Fc 受体结合

14. 人体血清中的 IgM 一般存在的形式是
A. 单体
B. 二聚体
C. 三聚体
D. 四聚体
E. 五聚体

15. 人体血清中的 IgA 一般存在的形式是
A. 单体
B. 二聚体
C. 三聚体
D. 四聚体
E. 五聚体

16. 一个 IgG 分子被木瓜蛋白酶水解后，可产生的水解片段数量是
A. 2 个
B. 3 个
C. 4 个
D. 5 个
E. 6 个

17. 一个 IgG 分子的可变区数量是
A. 2 个
B. 3 个
C. 4 个
D. 5 个
E. 6 个

18. 正常人体血清免疫球蛋白中，κ 与 λ 轻链的比值约为
A. 1 ∶ 1
B. 2 ∶ 1
C. 4 ∶ 1
D. 10 ∶ 1
E. 20 ∶ 1

19. 在免疫球蛋白的下列区域中，变化程度最高的是
A. CDR1
B. FR2
C. CDR3
D. FR4
E. CH2

20. 本身难以激活补体，但在聚合后可激活补体旁路活化途径的免疫球蛋白有
A. IgG1
B. IgG2
C. IgG3
D. IgG4
E. IgM

21. 下列免疫球蛋白分子中，可以与 Fc ε R 结合的是
A. IgM
B. IgD
C. IgE
D. IgG
E. IgA

22. 下列描述中，最符合多克隆抗体特点的是
A. 结构均一
B. 纯度高
C. 特异性强
D. 易发生交叉反应
E. 制备成本相对较低

23. 人类首次采用杂交瘤技术单克隆抗体的时间是
A. 1960 年
B. 1965 年
C. 1970 年

D．1975 年
E．1980 年
24．一个抗体分子（以 IgG 为例）的组成包括
A．两条相同的重链和两条相同的轻链
B．两条不同的重链和两条相同的轻链
C．两条相同的重链和两条不同的轻链
D．两条不同的重链和两条不同的轻链
E．一条重链和两条相同的轻链
25．免疫球蛋白的高变区位于
A．VL 和 VH
B．CH 和 CL
C．VH 和 CH
D．VL 和 CL
E．铰链区
26．下列分子中，属于抗体的是
A．类毒素
B．外毒素
C．内毒素
D．抗毒素
E．植物血凝素
27．下列物质中，主要成分不是抗体的有
A．丙种球蛋白
B．胎盘球蛋白
C．免疫球蛋白
D．γ 球蛋白
E．β2 微球蛋白
28．下列细胞中，主要参与 ADCC 效应的是
A．红细胞
B．T 细胞
C．B 细胞
D．肥大细胞
E．NK 细胞
29．下列分子中，不存在铰链区的是
A．IgA 和 IgD
B．IgD 和 IgE
C．IgE 和 IgM
D．IgM 和 IgG
E．IgG 和 IgA
30．抗体分子中的独特型表位位于
A．C 区
B．V 区
C．铰链区
D．J 链
E．Fc 段

B 型题

（1 ~ 2 题共用备选答案）（2000 年执业医师资格考试题目）
A．皮肤迟发型超敏反应
B．血清谷丙转氨酶测定
C．血清免疫球蛋白测定
D．血清微球蛋白测定
E．硝基四唑氮还原试验
1．体液免疫测定是指
2．细胞免疫测定是指

（3 ~ 10 题共用备选答案）
A．IgM
B．IgD
C．IgE
D．IgG
E．IgA
3．在病原体感染时，首先出现的是
4．可通过胎盘，进入胎儿体内的抗体主要属于
5．在黏膜表面发挥作用的抗体主要属于
6．激活补体能力最强的是
7．目前在血清中功能仍然不明确的是
8．再次免疫中，效价上升最快的是
9．在二聚体状态下，存在分泌片的是
10．在人体血清中，含量最少的是

三、问答题

1．简述抗体的基本结构及其生物学功能。
2．试比较五类免疫球蛋白的生物学特点。
3．试述单克隆抗体的特点，并举例说明其在医学中的应用。
4．简述抗体的血清型及其生物学意义。
5．简述抗体 Fc 段的功能。

参考答案

一、名词解释

1．抗体（antibody，Ab）：免疫系统在抗原刺激下，由 B 淋巴细胞或记忆 B 细胞增殖分化成的浆细胞所产生的、可与相应抗原发生特异性结合的免疫球蛋白（immunoglobulin，Ig），主要分布在血清中，也分布于组织液、外分泌液及某些细胞膜表面。

2．免疫球蛋白（immunoglobulin，Ig）：血清中一类主要的蛋白质，由 α1、α2、β 和 γ 球蛋白等组成。具有抗体活性或化学结构与抗体相似的球蛋白统一命名为免疫球蛋白。

3．可变区（variable region，V 区）：抗体分子中轻链和重链靠近 N 端的氨基酸序列变化较大，形成的结构域称为可变区（variable region，V 区），分别占重链和轻链的 1/4 和 1/2。

4．恒定区（constant region，C 区）：靠近 C 端氨基酸序列相对恒定的区域称为恒定区（constant region，C 区），分别占重链和轻链的 3/4 和 1/2。

5．互补决定区（complementarity determining region，CDR）：重链和轻链的 V 区分别称为 VH 和 VL。VH 和 VL 各有三个区域的氨基酸组成和排列顺序高度可变，称为高变区（HVR）；该区域形成与抗原表位互补的空间构象，又被称为互补决定区（complementarity determining region，CDR）。

6．骨架区（framework region，FR）：V 区中 CDR 之外区域的氨基酸组成和排列顺序相对变化不大，称为骨架区（framework region，FR）。

7．铰链区（hinge region）：位于 CH1 与 CH2 之间，含有丰富的脯氨酸，因此易伸展弯曲，能改变 Y 型两个臂之间的距离，有利于两臂同时结合两个相同的抗原表位。

8．J 链（joining chain）：是由 124 个氨基酸组成、富含半胱氨酸的酸性糖蛋白，分子量约 15kD，由浆细胞合成；主要功能是将单体 Ab 分子连接为二聚体或多聚体。

9．分泌片（secretory piece，SP）：又称分泌部分（SC），是分泌型 IgA 分子上的辅助成分，分子量约为 75kD，为含糖的肽链，由黏膜上皮细胞合成和分泌，并结合于 IgA 二聚体上，使其成为分泌型 IgA（SIgA）。

10．抗原结合片段（fragment of antigen binding，Fab）：木瓜蛋白酶从铰链区的近 N 端，

将 Ab 水解为 2 个完全相同的抗原结合片段（fragment of antigen binding，Fab）和 1 个可结晶片段（fragment crystallizable，Fc）。Fab 由 VL、CL 和 VH、CH1 结构域组成，只与单个抗原表位结合（单价）。

11．可结晶片段（fragment crystallizable，Fc）：Fc 由一对 CH2 和 CH3 结构域组成，无抗原结合活性，是 Ab 与细胞表面 Fc 受体相互作用的部位。

12．同种型（isotype）：存在于同种抗体分子中的抗原表位即为同种型，是同一种属所有个体 Ab 分子共有的抗原特异性标志，为种属型标志，存在于 Ab 的 C 区。

13．调理作用（opsonization）：细菌特异性的 IgG（特别是 IgG1 和 IgG3）以其 Fab 段与相应细菌的抗原表位结合，以其 Fc 段与巨噬细胞或中性粒细胞表面的 FcγR 结合，通过 IgG 的桥连作用，促进吞噬细胞对细菌的吞噬。

14．抗体依赖的细胞介导的细胞毒作用（antibody-dependent cell-mediated cytotoxicity，ADCC）：抗体的 Fab 段结合病毒感染的细胞或肿瘤细胞表面的抗原表位，其 Fc 段与杀伤细胞（NK 细胞、巨噬细胞等）表面的 FcR 结合，介导杀伤细胞直接杀伤靶细胞。

15．新生 Fc 段受体（neonatal FcR，FcRn）：在人类，IgG 是唯一能通过胎盘的免疫球蛋白。胎盘母体一侧的滋养层细胞表达一种 IgG 输送蛋白，称为新生 Fc 段受体（neonatal FcR，FcRn）。

16．巨球蛋白（macroglobulin）：分泌型 IgM 为五聚体，是分子量最大的 Ig，沉降系数为 19S，称为巨球蛋白（macroglobulin）。

17．分泌型 IgA（secretory IgA，SIgA）：为二聚体，由 J 链连接，含 SP，经黏膜上皮细胞分泌至外分泌液中。

18．多克隆抗体（polyclonal antibody，pAb）：用含多种抗原决定基的抗原物质免疫动物，刺激多个 B 细胞克隆活化所获得的免疫血清（含多种抗体的混合物），此为多克隆抗体。

19．单克隆抗体（monoclonal antibody，mAb）：针对单一抗原表位的特异性抗体。

20．杂交瘤（hybridoma）：可产生特异性抗体但短寿的 B 细胞与无抗原特异性但长寿的骨髓瘤细胞融合。

21．嵌合抗体（chimeric antibody）：通过基因工程技术可以制备基因工程抗体，如人 - 鼠嵌合抗体（chimeric antibody）、人源化抗体（humanized antibody）、双特异性抗体（bispecific antibody）。

22．人源化抗体（humanized antibody）：指鼠源单克隆抗体以基因克隆及 DNA 重组技术改造重新表达的抗体，其大部分氨基酸序列被人源序列取代。

23．双特异性抗体（bispecific antibody）：含有两种特异性抗原结合位点的人工抗体，能在靶细胞和功能分子（细胞）之间架起桥梁，激发具有导向性的免疫反应，是基因工程抗体的一种，现已成为抗体工程领域的热点，在肿瘤的免疫治疗中具有广阔的应用前景。

二、选择题

A 型题

1．A　分泌型 IgA 主要由黏膜相关淋巴组织产生，存在于唾液、泪液、乳汁及呼吸道、消化道、泌尿道的分泌液中和黏膜表面，是机体黏膜局部抗感染免疫的重要因素。

2．B　IgG1、IgG2、IgG3 的 Fc 段与杀伤细胞（NK 细胞、巨噬细胞等）表面的 FcR 结合，介导杀伤细胞直接杀伤靶细胞。

3．B　天然血型抗体是 IgM。

4．B　同一种属所有个体内的 Ig，根据其重链恒定区氨基酸的组成和排列顺序不同，可将重链分为 5 类，即 μ 链、δ 链、γ 链、α 链和 ε 链。由它们组成的 Ig 分别称为 IgM、IgD、IgG、IgA、IgE。

5．C　同一种属所有个体内的 Ig，根据其重链恒定区氨基酸的组成和排列顺序不同，可将重链分为 5 类，即 μ 链、δ 链、γ 链、α 链和 ε 链。由它们组成的 Ig 分别称为 IgM、IgD、IgG、IgA、IgE。

6．A　抗体既可以与相应的抗原发生特异性结合，其本身又因具有免疫原性可激发机体产生特异性免疫应答。

7．C　IgE 是一类亲细胞抗体，可与肥大细胞、嗜碱性粒细胞表面 FcεR 结合。

8．D　Ig 指具有 Ab 活性或化学结构与 Ab 相似的球蛋白。抗体（antibody，Ab）是免疫系统在抗原刺激下，由 B 淋巴细胞或记忆 B 细胞增殖分化成的浆细胞所产生的、可与相应抗原发生特异性结合的免疫球蛋白（immunoglobulin，Ig）。

9．D　IgG 是血清和胞外液中含量最高的抗体，占 75% ~ 80%。

10．A　分泌型 IgM 为五聚体，分子量最大，称为巨球蛋白（macroglobulin）。

11．C　IgE 与机体抗寄生虫免疫有关，介导 I 型超敏反应。

12．D　铰链区（hinge region）位于 CH1 与 CH2 之间，含有丰富的脯氨酸，因此易伸展弯曲，能改变 Y 型两个臂之间的距离，有利于两臂同时结合两个相同的抗原表位。

13．A　分泌片具有保护 SIgA 的铰链区免受蛋白水解酶降解的作用，并介导 SIgA 二聚体从黏膜下通过黏膜上皮细胞转运到黏膜细胞表面。

14．E　分泌型 IgM 为五聚体。

15．A　人体血清中的 IgA 一般存在的形式是单体，SIgA 为二聚体，由 J 链连接，含 SP。

16．B　木瓜蛋白酶从铰链区的近 N 端，将 Ab 水解为 2 个完全相同的抗原结合片段（fragment of antigen binding，Fab）和 1 个可结晶片段（fragment crystallizable，Fc）。

17．C　VH、VL 各含有两个。

18．B　五类 Ig 中每类 Ig 都可以有 κ 和 λ 链，两型轻链的功能无差异。不同种属中，两型轻链的比例不同，正常人血清 Ig 约为 2 ： 1，而在小鼠则为 20 ： 1。

19．C　高变区（hypervariable region，HVR）又称互补决定区（complementarity determining region，CDR）。VH 和 VL 各有 3 个 CDR：CDR1、CDR2、CDR3，共同组成 Ig 的抗原结合部位，一般 CDR3 变化程度更高。

20．D　IgM 以及 IgG1、2、3 与抗原结合后，可激活补体经典途径，聚合的 IgA 可激活补体旁路途径。IgM、IgG1 和 IgG3 激活补体能力强，IgG2 较弱。IgA、IgE 和 IgG4 难激活补体，但在聚合后可激活补体旁路活化途径，IgD 不能激活补体。

21．C　IgG、IgA、IgE 的 Fc 受体分别称为 FcγR、FcαR、FcεR。

22．D　多克隆抗体的优点为作用全面，来源广泛，制备容易；缺点为特异性不高、易发生交叉反应。

23．D　乔治·可雷尔（Georges Kohler）和塞沙尔·密尔斯泰因（Cesar Milstein），于 1975 发现了单克隆抗体。

24．A　IgG 是一个由两条相同的重链（heavy chain，H 链）和两条相同的轻链（light chain，L 链）经二硫键相连的 Y 型四肽链结构。

25．A　可变区（variable region，V 区）抗体分子中轻链和重链靠近 N 端的氨基酸序列变化较大，形成的结构域称为可变区（variable region，V 区）。可变区包括框架区（FR）和高变区（HVR）。HVR 的氨基酸序列变化程度更高，是与抗原表位直接结合的部位，又称为互补决定区（CDR）。

26．D　抗毒素属于抗体。

27．E　抗体包括丙种球蛋白、胎盘球蛋白、免疫球蛋白、γ 球蛋白。

28．E　抗体依赖的细胞介导的细胞毒作用（antibody-dependent cell-mediated cytotoxicity，ADCC）抗体的 Fab 段结合病毒感染的细胞或肿瘤细胞表面的抗原表位，其 Fc 段与杀伤细胞（NK 细胞、巨噬细胞等）表面的 FcR 结合，介导杀伤细胞直接杀伤靶细胞。

29．C　IgG1、IgG2、IgG4 和 IgA 的铰链区较短，IgG3 和 IgD 的铰链区较长。IgM 和 IgE 无铰链区。

30．B　抗体分子中的独特型表位位于 V 区。

B 型题

1．C

2．A

3．A　IgM 是抗感染的“先头部队”，有强大激活补体能力。

4．D　IgG 是抗感染的“主力军”，是唯一能通过胎盘的 Ig，发挥自然被动免疫功能。

5．E　IgA 是抗感染的“边防军”，分为单体的血清型和二聚体的分泌型 IgA。

6．A　IgM 是抗感染的“先头部队”，有强大激活补体能力。

7．B　IgD 血清中含量很低（仅占血清 Ig 总量的 0.2%），其生物学作用尚不清楚。

8．D　IgG 是抗感染的“主力军”，是唯一能通过胎盘的 Ig，发挥自然被动免疫功能。

9．E　IgA 是抗感染的“边防军”，分为单体的血清型和二聚体的分泌型 IgA。

10．C　IgE 是血清中含量最少的 Ig。

三、问答题

1．简述抗体的基本结构及其生物学功能。

答：基本结构是一个由两条相同的重链（heavy chain，H 链）和两条相同的轻链（light chain，L 链）经二硫键相连的 Y 型四肽链结构。

（1）Ig V 区的功能：

1）识别并特异性结合抗原。其结果是：在体内，Ab 与 Ag 结合，可中和毒素、中和病毒，抑制细菌等病原体黏附到宿主细胞或导致免疫病理损伤。BCR 识别结合 Ag，介导体液免疫应答。

2）在体外，可发生各种抗原抗体结合反应，有利于抗原或抗体的检测。

（2）Ig C 区的功能：

1）激活补体：IgM、IgG1、IgG2、IgG3 与抗原结合后，可激活补体经典途径，聚合的 IgA 可激活补体旁路途径。IgM、IgG1 和 IgG3 激活补体能力强，IgG2 较弱。IgA、IgE 和 IgG4 难激活补体，IgD 不能激活补体。

2）结合细胞上的 Fc 段受体：不同类别的 Ig 与细胞表面的相应 Fc 段受体结合后，可产生不同的生物学作用。①调理作用（opsonization）（IgG），② Ab 依赖的细胞介导的细胞毒作用（antibody-dependent cell-mediated cytotoxicity，ADCC），③介导Ⅰ型超敏反应（IgE）。

3）穿过胎盘和黏膜：IgG 是唯一能通过胎盘的 Ig，sIgA 通过呼吸道和消化道的黏膜。

2．试比较五类免疫球蛋白的生物学特点。

答：(1) IgG 的特性和功能：血清和胞外液中含量最高的抗体，占 75% ～ 80%；半寿期长（20 ～ 23 天）；出生后 3 个月开始合成，3 ～ 5 岁接近成人水平；多数抗菌、抗病毒、抗毒素抗体均属 IgG 类；是唯一能通过胎盘的 Ig，发挥自然被动免疫功能；具有活化补体经典途径的能力（IgG3 > IgG1 > IgG2）；发挥调理作用、ADCC 和结合 SPA（IgG1、IgG2 和 IgG4）；某些自身抗体，以及参与Ⅱ型、Ⅲ型超敏反应的抗体也属 IgG。

（2）IgM 的特性和功能：分泌型 IgM 为五聚体，分子量最大，称为巨球蛋白（macroglobulin）；个体发育中最先出现的 Ig，胚胎晚期即能产生，脐带血 IgM 增高提示胎内感染（如风疹病毒、巨细胞病毒感染等）；抗原初次刺激机体时，是体内最先产生的 Ig；血清 IgM 升高，说明有近期感染；有强大激活补体能力。天然血型抗体是 IgM；单体 IgM 是 B 细胞抗原受体的主要成分。未成熟 B 细胞仅表达 mIgM。

（3）IgA 的特性和功能：分为单体的血清型和二聚体的分泌型 IgA；分泌型 IgA 主要由黏膜相关淋巴组织产生，存在于唾液、泪液、乳汁及呼吸道、消化道、泌尿道的分泌液中和黏膜表面，是机体黏膜局部抗感染免疫的重要因素；生后 4 ～ 6 个月开始合成；初乳中的 sIgA 可对婴幼儿发挥自然被动免疫作用；调理吞噬、中和毒素。

（4）IgD 的特性和功能：血清中含量很低（仅占血清 Ig 总量的 0.2%），其生物学作用尚不清楚。mIgD 可作为 B 细胞分化成熟标记。成熟 B 细胞同时表达 mIgM 和 mIgD。

（5）IgE 的特性和功能：是血清中含量最少的 Ig；主要由呼吸道、胃肠道黏膜固有层的浆细胞产生；属嗜细胞抗体，可与肥大细胞、嗜碱粒细胞表面 FcεR 结合，介导Ⅰ型超敏反应；与机体抗寄生虫免疫有关。

3．试述单克隆抗体的特点，并举例说明其在医学中的应用。

答：(1) 单克隆抗体是针对单一抗原表位的特异性抗体。

1）优点：结构均一、纯度高、特异性强、效价高、交叉反应少或无、制备成本低。

2）缺点：鼠源性单抗对人有较强的免疫原性，反复应用可诱导人抗鼠免疫应答，削弱其作用，甚至导致机体组织细胞的损伤。

（1）单克隆抗体的应用非常广泛，包括以下多个方面：

1）检验医学诊断试剂：应用单克隆抗体制作的商品化试剂盒广泛应用于：①病原微生物抗原、抗体的检测；②肿瘤抗原的检测；③免疫细胞及其亚群的检测；④激素测定；⑤细胞因子的测定。

2）蛋白质的提纯：单克隆抗体是亲和层析中重要的配体。将单克隆抗体吸附在一个惰性的固相基质（如 Speharose 2B、4B、6B 等）上，并制备成层析柱。当样品流经层析柱时，待分离的抗原可与固相的单克隆抗体发生特异性结合，其余成分不能与之结合。将层析柱充分洗脱后，改变洗脱液的离子强度或 pH，欲分离的抗原与抗体解离，收集洗脱液便可得到欲纯化的抗原。

3）肿瘤的导向治疗和放射免疫显像技术：将针对某一肿瘤抗原的单克隆抗体与化疗药物或放疗物质连接，利用单克隆抗体的导向作用，将药物或放疗物质携带至靶器官，直接杀伤靶细胞，称为肿瘤导向治疗。另外，将放射性标记物与单克隆抗体连接，注入患者体内可进行放射免疫显像，协助肿瘤的诊断。

4．简述抗体的血清型及其生物学意义。

答：(1) 抗体的血清型：

1）同种型（isotype）：指同一种属所有个体的 Ab 分子共有的抗原特异性标志，为种属型标志，位于 Ab 的 C 区。

2）同种异型（allotype）：指同一种属不同个体间 Ig 分子所具有的不同的抗原特异性标志，为个体型标志。

3）独特型（idiotype）：指同一个体不同 B 细胞克隆产生的 Ig 分子所特有的抗原特异性标志，独特型由若干个抗原决定簇组成，又称为独特位（idiotope），主要存在于 V 区。

(2) 生物学意义：抗体既可与相应的抗原发生特异性结合，其本身又因具有免疫原性可激发机体产生特异性免疫应答。其结构和功能的基础在于抗体分子中包含抗原表位，即血清型。

5．简述抗体 Fc 段的功能。

答：抗体 Fc 段的功能：

(1) 激活补体：IgM、IgG1、IgG2、IgG3 与抗原结合后，可激活补体经典途径，聚合的 IgA 可激活补体旁路途径。IgM、IgG1 和 IgG3 激活补体能力强，IgG2 较弱。IgA、IgE 和 IgG4 难激活补体，IgD 不能激活补体。

(2) 结合细胞上的 Fc 段受体：不同类别的 Ig 与细胞表面的相应 Fc 段受体结合后，可产生不同的生物学作用。①调理作用（opsonization）(IgG)，② Ab 依赖的细胞介导的细胞毒作用（antibody-dependent cell-mediated cytotoxicity, ADCC），③介导 I 型超敏反应（IgE）。

(3) 穿过胎盘和黏膜：IgG 是唯一能通过胎盘的 Ig，sIgA 通过呼吸道和消化道的黏膜。

第五章　补体系统

应试习题

一、名词解释

1．补体（complement，C）
2．B 因子（B factor）
3．D 因子（D factor）
4．备解素（properdin，P factor）
5．补体调节蛋白（complement regulatory protein）
6．补体受体（complement receptor，CR）
7．MBL 相关丝氨酸蛋白酶（MASP）
8．经典途径（classical pathway）
9．C3 转化酶（C3 convertase）
10．C5 转化酶（C5 convertase）
11．旁路途径（alternative pathway）
12．攻膜复合物（membrane attack complex，MAC）
13．凝集素途径（lectin pathway）或 MBL 途径（MBL pathway）
14．C1 抑制物（C1 inhibitor，C1INH）
15．C4 结合蛋白（C4 binding protein，C4bp）
16．膜辅蛋白（membrane co-factor protein，MCP）
17．I 因子（I factor）
18．衰变加速因子（decay-accelerating factor，DAF）
19．同源限制因子（homologous restriction factor，HRF）或 C8 结合蛋白（C8 binding protein，C4bp）
20．膜反应性溶破抑制物（membrane inhibitor of reactive lysis，MIRL）

二、选择题

A 型题

1．参与经典途径激活补体的是（2005 年执业医师资格考试题目）
A．IgE
B．LPS
C．IgD
D．IgA
E．IgM

2．参与替代途径激活补体的物质是（2006 年执业医师资格考试题目）
A．IgG
B．IgM

C．IgD
D．LPS
E．MBL

3．补体系统在激活后可以（2008 年执业医师资格考试题目）
A．诱导免疫耐受
B．抑制变态反应
C．结合细胞毒性 T 细胞
D．启动抗体的类别转换
E．裂解细菌

4．具有调理吞噬作用的补体裂解产物是（2012 年执业医师资格考试题目）
A．C2b
B．C3b
C．C5a
D．C2a
E．C4a

5．下列分子中，参与补体经典激活途径的是
A．C1
B．MASP
C．B 因子
D．D 因子
E．P 因子

6．在下列分子中，参与补体旁路激活途径的是
A．C1
B．C2
C．C3
D．C4
E．MASP

7．补体经典激活途径中，分子激活的顺序是
A．C123456789
B．C142356789
C．C124356789
D．C123465789
E．C132456789

8．下列分子中，不参与补体 MBL 途径激活的是
A．C1
B．C2
C．C3
D．C4
E．C5

9．下列分子中，参与免疫黏附过程，促进机体清除循环免疫复合物的是
A．C1q
B．C2a
C．C3b
D．Bb
E．P 因子

10．下列分子中，属于过敏毒素，可招募炎症细胞的是
A．C3a
B．C3b
C．C4a
D．C4b
E．C5b

11．补体经典激活途径中，所参与的离子包括
A．钠离子和钾离子
B．钙离子和镁离子
C．铜离子和铁离子
D．锌离子和铝离子
E．亚铁离子和锰离子

12．在补体三条激活途径中，均参与的成分包括
A．C1
B．C2
C．C3
D．B 因子
E．P 因子

13．下列补体成分中，发挥抑制作用的因子是
A．B 因子
B．D 因子
C．I 因子
D．P 因子
E．MASP

14．在血清中，含量最丰富的补体成分是
A．C1
B．C2
C．C3
D．C4
E．C9

15．补体成分中，分子量最大的是
A．C1
B．C2
C．C3
D．C4
E．C9

16．在体内，**不受** C1INH 直接调控的分子包括
A．C1r
B．C1s
C．激肽释放酶
D．血浆纤溶酶
E．凝血因子Ⅲ

17．下列分子中，对中性粒细胞趋化能力最强的是
A．C3a
B．C3b
C．C4a
D．C4b
E．C5a

18．下列分子中，可导致肥大细胞脱颗粒的是
A．C1s
B．C2b
C．C3a
D．C4b
E．C5b

19．下列分子中，具有抑制补体攻膜复合物（MAC）形成的是
A．CD14
B．CD19
C．CD34
D．CD45
E．CD59

20．下列分子中，具有抑制 C3 转化酶和 C5 转化酶形成及活性的是
A．CD20
B．CD25
C．CD55
D．CD62
E．CD86

21．补体经典激活途径中，参与的成分有
A．6 个
B．7 个
C．8 个
D．9 个
E．10 个

22．下列补体调节分子中，起正向调节作用的是
A．CR1
B．C4bp
C．I 因子
D．P 因子
E．HRF

23．激活补体能力最强的抗体是
A．IgA
B．IgD
C．IgE
D．IgG
E．IgM

24．补体旁路激活途径中，首先被激活的补体成分是
A．C1
B．C2
C．C3
D．D 因子
E．B 因子

25．补体受体 CR2 也是体内 EBV 感染的主要受体，其也被称为
A．CD2
B．CD11
C．CD18

D．CD21
E．CD40

B 型题

（1 ~ 3 题共用备选答案）（2010 年执业医师资格考试题目）

A．C4b2a3b
B．C3bnBb
C．C3bBb
D．C4b2a
E．C5、6、7、8、9n

1．经典途径的 C3 转化酶是
2．旁路途径的 C3 转化酶是
3．经典途径的 C5 转化酶是

（4 ~ 7 题共用备选答案）

A．B 因子
B．D 因子
C．P 因子
D．I 因子
E．同源限制因子

4．分子量最小的补体成分是
5．参与旁路激活途径 C5 转化酶的是
6．可稳定旁路激活途径中 C3 转化酶的是
7．也被称为 C8bp 的分子是

三、问答题

1．列表比较补体三条途径活化的异同。
2．简述补体活化的三条途径。
3．简述补体的生物学功能。
4．简述补体的调控机制及其生物学意义。
5．简述补体受体的生物学作用。

参考答案

一、名词解释

1．补体（complement，C）：补体系统包括 30 余种组分，广泛存在于血清、组织液和细胞膜表面，是一个具有精密调控机制的蛋白质反应系统。

2．B 因子（B factor）：为激活补体旁路途径中的一个重要因子，参与形成旁路途径的 C3 转化酶。B 因子被 D 因子裂解为 Ba 和 Bb，Bb 仍与 C3b 结合，形成 C3bBb，即旁路途径 C3 转化酶。

3．D 因子（D factor）：为单链丝氨酸蛋白酶参与激活补体的旁路途径，裂解 B 因子为 Ba 和 Bb 片段，Bb 仍与 C3b 结合，形成 C3bBb，即旁路途径 C3 转化酶。

4．备解素（properdin，P factor）：又称 P 因子，血清中的 P 因子与 C3bBb 结合后发生构象改变，可使 C3bBb 半寿期延长 10 倍，从而加强 C3 转化酶裂解 C3 的作用，因此对补体旁路途径具有正性调节作用。

5．补体调节蛋白（complement regulatory protein）：指存在于血浆中和细胞膜表面、通

过调节补体激活途径中关键酶而控制补体活化强度和范围的蛋白质分子。

6. 补体受体（complement receptor，CR）：指存在于不同细胞膜表面、能与补体激活后所形成的活性片段相结合、介导多种生物效应的受体分子。

7. MBL 相关丝氨酸蛋白酶（MASP）：具有丝氨酸蛋白酶活性，MBL-MASP 或 FCN-MASP 复合物与病原体表面糖结构结合后，MBL 或 FCN 发生构象改变，使与之结合的 MASP1 和 MASP2 被分别激活。活化的 MASP2 发挥其丝氨酸蛋白酶活性，裂解 C4，所产生的 C4b 片段共价结合于病原体表面，随后与 C2 结合，后者也被 MASP2 裂解，生成与经典途径相同的 C3 转化酶 C4b2a，继之裂解 C3 产生 C5 转化酶 C4b2a3b，最后进入补体激活的末端通路。

8. 经典途径（classical pathway）：抗原与 IgG 或 IgM 分子结合形成激活物，与 C1q 结合，顺序活化 C1r、C1s、C2、C4、C3，形成 C3 转化酶（C4b2a）与 C5 转化酶（C4b2a3b）的级联酶促反应过程。

9. C3 转化酶（C3 convertase）：补体激活过程中形成的关键转化酶，可将 C3 裂解为 C3a 和 C3b。经典（传统）激活途径中的 C3 转化酶为 C4b2a，旁路（替代）激活途径中的 C3 转化酶为 C3bBb。

10. C5 转化酶（C5 convertase）：补体激活过程中形成的关键转化酶，将 C5 裂解为 C5a 和 C5b，经典（传统）激活途径中的 C5 转化酶为 C4b2a3b，旁路（替代）激活途径中的 C5 转化酶为 C3bBb3b。

11. 旁路途径（alternative pathway）：又称替代激活途径，其不依赖于抗体，而由微生物或外源异物直接激活 C3，在 B 因子、D 因子和备解素参与下，形成 C3 转化酶和 C5 转化酶，启动级联酶促反应过程。种系发生上，旁路途径是最早出现的补体活化途径，是抵御微生物感染的非特异性防线。

12. 攻膜复合物（membrane attack complex，MAC）：补体溶细胞生物学效应的效应复合体，为三条补体激活途径的共同末端通路。插入细胞膜的 MAC 通过破坏局部磷脂双层而形成“渗漏斑”，或形成穿膜的亲水性孔道，可容许水、离子及可溶性小分子等跨膜自由流动。由于胞内胶体渗透压较胞外高，故大量水分内流，导致胞内渗透压降低、细胞逐渐肿胀并最终破裂（即细胞“溶破”）。

13. 凝集素途径（lectin pathway）或 MBL 途径（MBL pathway）：血浆中甘露聚糖结合的凝集素（mannose-binding lectin，MBL）或纤维胶原素（ficolin，FCN）等直接识别病原体表面糖结构，依次活化 MBL 相关丝氨酸蛋白酶（MBL-associated serine protease，MASP）、C4、C2、C3，形成与经典途径中相同的 C3 转化酶与 C5 转化酶的级联酶促反应过程。

14. C1 抑制物（C1 inhibitor，C1INH）：一种可溶性补体调节蛋白，为血浆糖蛋白，功能是抑制 C1r、C1s、MASP 活性，使之不能裂解 C4 和 C2，阻断 C4b2a 形成。

15. C4 结合蛋白（C4 binding protein，C4bp）：一种可溶性补体调节蛋白，为血浆蛋白质，可通过与 C2 竞争性结合 C4b 而阻断 C4b2a、C4b2a3b 组装或使其灭活，也可促进 I 因子对

C4b 的裂解作用。

16．膜辅蛋白（membrane co-factor protein，MCP）：一种膜型补体调节蛋白，可促进 I 因子裂解 C3b 的作用。

17．Ⅰ因子（Ⅰ factor）：一种可溶性补体调节蛋白，为血浆蛋白质，可在其他因子辅助下使 C4b 裂解为 C4c 和 C4d，从而抑制 C4b2a 活性或阻断 C4b2a 形成。

18．衰变加速因子（decay-accelerating factor，DAF）：一种膜型补体调节蛋白，可抑制 C4b2a 形成，分解已在细胞膜表明形成的 C4b2a，或促进 C3bBb 中 Bb 与 C3b 的解离。

19．同源限制因子（homologous restriction factor，HRF）或 C8 结合蛋白（C8 binding protein，C4bp）：补体活化的共同末端通路中，多种补体调节蛋白可抑制 MAC 形成和活性，从而保护自身正常细胞免遭补体攻击。同源限制因子表达于不同类型细胞表面，可干扰 C9 与 C8 结合，阻止 C9 插入细胞膜。

20．膜反应性溶破抑制物（membrane inhibitor of reactive lysis，MIRL）：广泛表达于血细胞、内皮细胞和上皮细胞表面，可阻止 C9 与 C5b678 复合物结合，对攻膜复合物的形成产生抑制作用，使自身组织细胞不被溶解破坏。

二、选择题

A 型题

1．E　经典激活途径的激活物主要是与抗原结合的 IgG、IgM 分子。

2．D　替代途径是以 G^- 菌、脂多糖、酵母多糖、葡聚糖、凝聚的 IgA 和 IgG4 为激活物，直接与 C3b 结合后，在 B 因子、D 因子和 P 因子参与下，使补体固有成分以 C3、C5 ～ C9 的顺序发生酶促级联反应的补体激活途径。LPS 为脂多糖。

3．E　补体系统激活后，最终在靶细胞表面形成 MAC，从而使细胞内外渗透压失衡，导致细胞溶破。

4．B　补体激活产生的 C3b、C4b、iC3b 等片段直接结合于细菌或其他颗粒物质表面，通过与吞噬细胞表面相应补体受体结合而促进吞噬细胞对其吞噬。这种调理吞噬的作用可能是机体抵御全身性细菌感染和真菌感染的主要机制之一。

5．A　经典激活途径（classical pathway）指激活物与 C1q 结合，顺序活化 C1r、C1s、C2、C4、C3，形成 C3 转化酶（C4b2a）与 C5 转化酶（C4b2a3b）的级联酶促反应过程。C1 通常以 C1q（C1r）2（C1s）2 复合大分子形式存在于血浆中。

6．C　旁路激活途径（alternative pathway）又称替代激活途径，其不依赖于抗体，而由微生物或外源异物直接激活 C3，在 B 因子、D 因子和备解素参与下，形成 C3 转化酶和 C5 转化酶，启动级联酶促反应过程。

7．B　经典激活途径（classical pathway）指激活物与 C1q 结合，顺序活化 C1r、C1s、C4、C2、C3，形成 C3 转化酶（C4b2a）与 C5 转化酶（C4b2a3b）的级联酶促反应过程。

8．A　凝集素途径（lectin pathway）又称 MBL 途径（MBL pathway），指血浆中甘露聚糖结合的凝集素（mannose-binding lectin，MBL）或纤维胶原素（ficolin，FCN）等直接识别病原体表面糖结构，依次活化 MBL 相关丝氨酸蛋白酶（MBL-associated serine protease，

MASP）、C4、C2、C3，形成与经典途径中相同的 C3 转化酶与 C5 转化酶的级联酶促反应过程。

9．C　补体成分可参与清除循环 IC，其机制为：C3b 与免疫复合物（IC）共价结合，同时黏附于 $CR1^+$ 红细胞、血小板，从而将 IC 运送至肝和脾被巨噬细胞吞噬、清除，此作用被称为免疫黏附（immune adherence）。

10．A　过敏毒素是指补体活化过程中产生的具有炎症介质作用的活性片段 C3a、C5a，具有招募炎症细胞的作用。

11．B　补体经典激活途径中，活化的 C1s 的第一个底物是 C4。在 Mg^{2+} 存在下，C1s 使 C4 裂解为 C4a 和 C4b，其中部分 C4b 结合至紧邻抗原抗体结合处的细胞或颗粒表面。C1s 的第二个底物是 C2 分子。在 Mg^{2+} 存在下，C2 与 C4b 形成复合物，被 C1s 裂解而形成 C2a 和 C2b。

12．C　C3 是血浆中浓度最高的补体成分，是三条补体激活途径的共同组分。

13．C　I 因子的功能是抑制 C4b2a、C4b2a3b、C3bBb、C3bBb3b 形成与活性，进而对补体系统产生抑制作用。

14．C　C3 是血浆中浓度最高的补体成分，是三条补体激活途径的共同组分。

15．A　C1 通常以 C1q（C1r）2（C1s）2 复合大分子形式存在于血浆中，在补体成分中，分子量最大。

16．E　C1INH 不仅负调节活化的 C1r、C1s，也可抑制激肽释放酶、血浆纤溶酶、凝血因子Ⅻ和Ⅺ。

17．E　C5a 对中性粒细胞有很强趋化活性，并可刺激中性粒细胞产生氧自由基、前列腺素和花生四烯酸等。

18．C　补体活化过程中产生多种具有炎症介质作用的片段，如 C3a 和 C5a 等。它们均可与肥大细胞或嗜碱性粒细胞表面相应受体结合，触发靶细胞脱颗粒，释放组胺和其他生物活性物质，引起血管扩张、毛细血管通透性增高、平滑肌收缩等，从而介导局部炎症反应。

19．E　CD59 即 MIRL，是一种补体调节蛋白，功能是抑制补体攻膜复合物（MAC）形成。

20．C　衰变加速因子（DAF、CD55）可同时抑制 C3 转化酶和 C5 转化酶的形成以及活性。

21．D　参与补体的经典激活途径的补体固有成分按 C1-C4-C2-C3-C5-C6-C7-C8-C9 顺序发生酶促级联反应，共 9 种成分。

22．D　在补体调节因子中，CR1 抑制 C4b2a、C3bBb、C4b2a3b、C3bBb3b 的形成及其活性，C4bp 抑制 C4b2a、C4b2a3b 的形成及其活性，I 因子抑制 C4b2a、C4b2a3b、C3bBb、C3bBb3b 的形成及其活性，P 因子稳定 C3bBb，旁路途径的 C3 转化酶是 C3bBb。

23．E　经典激活途径的激活物主要是与抗原结合的 IgG、IgM 分子。不同抗体活化 C1q 的能力各异（IgM ＞ IgG3 ＞ IgG1 ＞ IgG2），IgG4 无激活经典途径的能力。

24．C　旁路激活途径（alternative pathway）又称替代激活途径，不依赖于抗体，而由微生物或外源异物直接激活 C3，在 B 因子、D 因子和备解素参与下，形成 C3 转化酶和 C5 转化酶，启动级联酶促反应过程。

25．D　Ⅱ型补体受体又被称为 CR2、C3b 受体、CD21。

B 型题

1．D　经典途径的 C3 转化酶是 C4b2a。

2．C　旁路途径的 C3 转化酶是 C3bBb。

3．A　经典途径的 C5 转化酶是 C4b2a3b。

4．B　分子量最小的补体成分是 D 因子。

5．A　在旁路激活途径中，激活物表面的 C3b 与 B 因子结合形成 C3bB，在 D 因子作用下生成 C3bBb，P 因子与之结合成 C3bBbP，裂解 C3 后生成 C3bBb3b，然后裂解 C5 进入末端通路。

6．C　P 因子（Pf）可稳定旁路激活途径中 C3 转化酶 C3bBb。

7．E　也被称为 C8bp 的分子是同源限制因子。

三、问答题

1．列表比较补体三条途径活化的异同。

答：

比较项目	经典途径	MBL 途径	旁路途径
激活物	抗原 - 抗体复合物等	细菌表面甘露糖、N- 乙酰葡糖胺、半乳糖胺	细菌、真菌、脂多糖、酵母多糖、葡聚糖等
参与的补体成分	C1 ～ C9	C2 ～ C9、MBL、丝氨酸蛋白酶	C3、B 因子、D 因子、P 因子、C5 ～ C9
所需离子	Ca^{2+}，Mg^{2+}	Mg^{2+}	Mg^{2+}
C3 转化酶	C4b2a	C4b2a	C3bBb
C5 转化酶	C4b2a3b	C4b2a3b	C3bBb3b
作用	参与特异性体液免疫效应阶段，在疾病的持续过程中起重要作用	参与非特异性免疫，可直接激活，在感染早期起重要作用	参与非特异性免疫，可直接激活，自身放大，在感染早期起重要作用

2．简述补体活化的三条途径。

答：

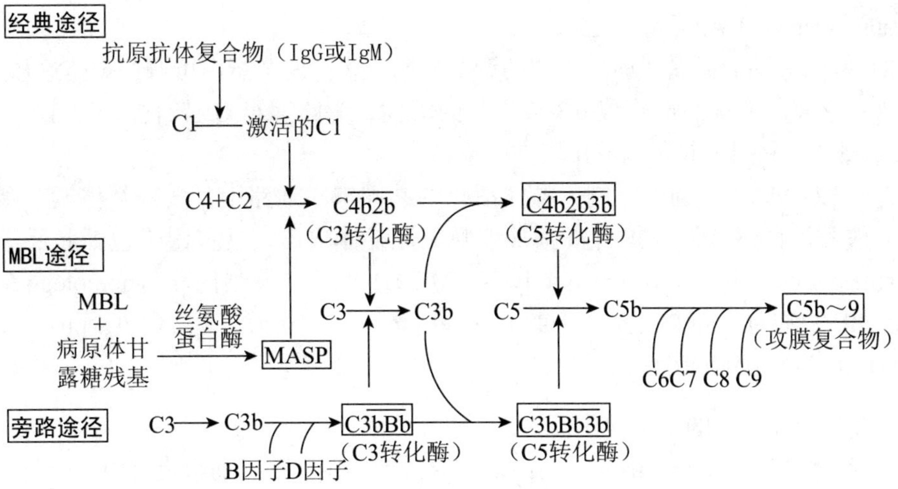

3．简述补体的生物学功能。

答：(1) 细胞毒作用：补体系统激活后，最终在靶细胞表面形成MAC，从而使细胞内外渗透压失衡，导致细胞溶破。该效应的意义为：参与宿主抗细菌（主要是G^-细菌）、抗病毒及抗寄生虫等防御机制；参与机体抗肿瘤免疫效应机制；某些病理情况下引起机体自身细胞破坏，导致组织损伤与疾病（如自身免疫病）。

(2) 调理作用：补体激活产生的C3b、C4b、iC3b等片段直接结合于细菌或其他颗粒物质表面，通过与吞噬细胞表面相应补体受体结合而促进吞噬细胞对其吞噬。这种调理吞噬的作用可能是机体抵御全身性细菌感染和真菌感染的主要机制之一。

(3) 炎症介质作用：补体活化过程中产生多种具有炎症介质作用的片段，如C5a、C3a和C4a等。三者均可与肥大细胞或嗜碱性粒细胞表面相应受体结合，触发靶细胞脱颗粒，释放组胺和其他生物活性物质，引起血管扩张、毛细血管通透性增高、平滑肌收缩等，从而介导局部炎症反应。C5a对中性粒细胞有很强趋化活性，并可刺激中性粒细胞产生氧自由基、前列腺素和花生四烯酸等。

(4) 清除免疫复合物：补体成分可参与清除循环免疫复合物（IC），其机制为：C3b与免疫复合物（IC）共价结合，同时黏附于$CR1^+$红细胞、血小板，从而将IC运送至肝和脾被巨噬细胞吞噬、清除，此作用被称为免疫黏附（immune adherence）。

4．简述补体的调控机制及其生物学意义。

答：机体对补体系统活化存在着精细的调控机制，一方面通过正向调节保证补体有效地活化，从而发挥其抵御病原微生物感染等生物学功能，另外也可通过负向调节控制补体的过度活化，从而有效地避免炎症等病理损伤的出现。调控主要作用于：①控制补体活化的启动；②补体活性片段发生自发性衰变；③血浆和细胞膜表面存在多种补体调节蛋白，通过控制级联酶促反应过程中酶活性和MAC组装等关键步骤而发挥调节作用。具体的调节机制是：

(1) 针对经典激活途径前端反应的调节机制：C4b2a是经典途径和凝集素途径的C3转化酶。针对C4b2a的调节因子均发挥负调控作用，主要是阻断C4b2a形成，或分解已形成的C4b2a，使之灭活。另外，C5转化酶C4b2a3b也受此机制调控。在该环节起作用的补体调节蛋白有C1抑制物（C1 inhibitor，C1INH）、CR1、C4结合蛋白（C4 binding protein，C4bp）、膜辅蛋白（membrane co-factor protein，MCP）、I因子、衰变加速因子（decay-accelerating factor，DAF）等。

(2) 针对旁路激活途径前端反应的调节机制：多种调节蛋白可调控旁路途径C3转化酶（C3bBb）形成，或抑制已形成C3转化酶的活性。旁路途径C5转化酶C3bBb3b也受此机制调控。此外，P因子起正调节作用。

(3) 针对MAC的调节机制：补体活化的共同末端通路中，多种补体调节蛋白可抑制MAC形成和活性，从而保护自身正常细胞免遭补体攻击。这些因子包括膜反应性溶破抑制物（membrane inhibitor of reactive lysis，MIRL）、同源限制因子（homologous restriction factor，HRF）亦称C8结合蛋白（C8-binding protein，C8bp）、S蛋白（S protein，SP）、群集素（clusterin，SP40/40）等。

5．简述补体受体的生物学作用。

答：补体受体（complement receptor，CR）指存在于不同细胞膜表面、能与补体激活后所形成的活性片段相结合、介导多种生物效应的受体分子。其生物学作用包括：①调理作用——吞噬细胞表达的补体受体与细菌或病毒表面的 C3b 等补体片段结合，发挥调理吞噬的作用；②清除免疫复合物——红细胞表面借助补体受体 CR1 与 C3b 与免疫复合物（IC）共价结合，从而将 IC 运送至肝和脾被巨噬细胞吞噬、清除；③作为共受体参与 B 细胞对抗原识别与活化，这主要是由 CR2（CD21）介导；此外，CD21 还是 EB 病毒感染机体的受体；④参与肥大细胞或嗜碱性粒细胞脱颗粒，过敏毒素 C3a 和 C5a 的受体广泛表达于肥大细胞、嗜碱性粒细胞等表面。C3a 和 C5a 与相应受体结合后而发挥生物学工作，并参与病理损伤过程。

第六章　细胞因子

应试习题

一、名词解释

1．细胞因子（cytokine）
2．自分泌（autocrine）
3．旁分泌（paracrine）
4．内分泌（endocrine）
5．白细胞介素（interleukin，IL）
6．肿瘤坏死因子（tumor necrosis factor，TNF）
7．集落刺激因子（colony-stimulating factor，CSF）
8．干扰素（interferon，IFN）
9．生长因子（growth factor，GF）
10．趋化因子（chemokine）
11．免疫球蛋白超家族（Ig superfamily，IgSF）
12．细胞因子风暴（cytokine storm）

二、选择题

A 型题

1．产生 IL-2 的细胞是（2008 年执业医师资格考试题目）
A．巨噬细胞
B．肥大细胞
C．T 淋巴细胞
D．B 细胞
E．嗜酸性粒细胞

2．巨噬细胞产生的主要细胞因子是（2008 年执业医师资格考试题目）
A．IL-1
B．IL-2
C．IL-4
D．IL-5
E．IL-10

3．细胞因子**不包括**（2001 年执业医师资格考试题目）
A．干扰素
B．肿瘤坏死因子
C．过敏毒素
D．血管内皮生长因子
E．IL-2

4．能杀伤细胞的细胞因子是（2012 年执业医师资格考试题目）
A．IL-2
B．TNF
C．干扰素
D．IL4
E．IL-1

5．人类首先发现的细胞因子属于

A．白细胞介素
B．生长因子
C．干扰素
D．趋化因子
E．肿瘤坏死因子

6．下列分子中，具有促进干细胞生长的是
A．SCF
B．TNF
C．IL-2
D．IL-8
E．EGF

7．下列分子中，具有促进造血干细胞生长作用的是
A．IL-1
B．IL-2
C．IL-3
D．IL-6
E．IL-8

8．下列分子中，可促进 B 细胞生长的是
A．IL- 2
B．IL-3
C．IL-6
D．IL-8
E．IL-12

9．下列分子中，IL-2 的受体是
A．CD3
B．CD4
C．CD8
D．CD25
E．CD28

10．下列细胞因子中，具有趋化中性粒细胞作用的是
A．IL- 1
B．IL-4
C．IL-6
D．IL-8
E．IL-12

11．下列细胞因子中，主要由 Th2 细胞分泌的是
A．IL-1
B．IL-3
C．IL-4
D．IL-8
E．IL-12

12．下列细胞因子中，其受体属于 I 类细胞因子受体家族的是
A．IL-2
B．IL-8
C．IL-10
D．IL-18
E．IL-1

13．下列细胞因子中，其受体属于免疫球蛋白超家族的是
A．IL-2
B．IL-3
C．IL-4
D．IL-10
E．IL-18

14．IL-8 也被称为
A．MCP-1
B．CX3CL1
C．CCL2
D．CXCL8
E．CCL8

15．下列描述中，细胞因子所**不具有**的特性是
A．自分泌发挥作用
B．多效性
C．特异性
D．重叠性
E．拮抗性

16．下列细胞因子中，可诱导 Th0 细胞分化为 Th2 细胞的是
A．IL-2
B．IL-3
C．IL-4
D．IL-12
E．IL-18

17．下列细胞因子中，可诱导 Th0 细胞分化为 Th1 细胞的是
A．IL-2
B．IL-3
C．IL-4
D．IL-12
E．IL-18

18．人体产生 EPO 的主要器官是
A．肝
B．脾
C．肺
D．肾
E．骨髓

19．下列细胞因子中，与血小板生成最直接相关的是
A．SCF
B．EPO
C．TPO
D．G-CSF
E．M-CSF

20．主要由活化的 T 细胞产生淋巴毒素是指
A．TGF-β
B．TNF-β
C．IFN-β
D．IL-1β
E．TCR-β

21．下列分子中，主要通过内分泌方式发挥作用的是
A．白细胞介素
B．干扰素
C．肿瘤坏死因子
D．胰岛素
E．集落刺激因子

22．与多发性骨髓瘤发病最相关的细胞因子是
A．IL-2
B．IL-6
C．IL-8
D．IL-12
E．IL-13

23．可促进 IgE 合成细胞因子是
A．IL-2
B．IL-3
C．IL-4
D．IL-7
E．IL-8

24．IL-2Rγ 链基因缺陷可导致 X 连锁重症联合免疫缺陷病，该病患者体内存在信号转导障碍的细胞因子包括
A．IL-1
B．IL-6
C．IL-8
D．IL-10
E．IL-15

25．进行器官移植时，下列细胞因子中，可作为监测排斥反应发生指标的是
A．IL-3
B．IL-6
C．IL-8
D．IL-10
E．IL-13

26．下列细胞因子中，属于内生致热原的是
A．IL-3
B．IL-6
C．IL-8
D．IL-10
E．IL-13

B 型题

（1 ~ 3 题共用备选答案）（2013 年执业医师资格考试题目）
A．抗 CD3 单克隆抗体
B．抗肿瘤坏死因子抗体
C．β 干扰素
D．α 干扰素
E．EPO

1．治疗多发性硬化症的是

2．治疗贫血的是
3．治疗类风湿关节炎的是

（4 ~ 10 题共用备选答案）
A．IL-1
B．IL-2
C．IL-4
D．IL-8
E．IL-10
4．主要发挥免疫抑制作用的是
5．属于趋化因子的是
6．可导致 T 细胞发生 AICD 的是
7．可导致下丘脑发热中枢体温调定点上调的是
8．与速发型超敏反应发生最相关的是
9．在体外诱导单核细胞分化为树突状细胞所必需添加的是
10．免疫应答过程中，主要通过自分泌和旁分泌方式作用于 T 细胞分化的是

三、问答题

1．简述细胞因子的共同特点。
2．简述细胞因子受体的分类及其作用。
3．简述趋化因子的结构特点及其生物学作用。

参考答案

一、名词解释

1．细胞因子（cytokine）：由免疫细胞及组织细胞分泌的在细胞间发挥相互调控作用的一类小分子可溶性多肽蛋白，通过结合相应受体调节细胞生长和效应，调控免疫应答，在一定条件下也可参与多种疾病的发生。

2．自分泌（autocrine）：指细胞因子作用于分泌细胞自身；例如 T 细胞产生的白细胞介素 -2（IL-2）可刺激其自身的生长，表现为自分泌作用。

3．旁分泌（paracrine）指细胞因子对邻近细胞发挥作用；例如树突状细胞（DC）产生的白细胞介素 -12（IL-12）刺激邻近的 T 细胞分化，表现为旁分泌作用。

4．内分泌（endocrine）：少数细胞因子通过循环系统对远距离的靶细胞发挥作用；例如肿瘤坏死因子（TNF）在高浓度时可通过血流作用于远处的靶细胞，表现为内分泌作用。

5．白细胞介素（interleukin，IL）：早期发现细胞因子是由白细胞产生又在白细胞间发挥调节作用，故命名为白细胞介素。

6．肿瘤坏死因子（tumor necrosis factor，TNF）：因最初被发现其能造成肿瘤组织坏死而得名，分为 TNF-α 和 TNF-β 两种，前者主要由活化的单核 - 巨噬细胞产生，后者主要由活化的 T 细胞产生，又称淋巴毒素。

7．集落刺激因子（colony-stimulating factor，CSF）：指能够刺激多能造血干细胞和不同发育分化阶段的造血祖细胞分化、增殖的细胞因子。

8．干扰素（interferon，IFN）：因具有干扰病毒复制的功能而得名。IFN 根据来源和理化性质的不同，可分为Ⅰ型和Ⅱ型干扰素，具有抗病毒、抗细胞增殖、抗肿瘤和免疫调节等作用。

9．生长因子（growth factor，GF）：泛指一类可促进相应细胞生长和分化的细胞因子。

10．趋化因子（chemokine）：由多种细胞分泌的对不同细胞具有趋化作用的细胞因子，统称为趋化因子。趋化因子除介导免疫细胞迁移外，还参与调节血细胞发育、血管生成、细胞凋亡等，并在肿瘤发生、发展、转移、病原微生物感染、移植排斥反应等病理过程中发挥作用。

11．免疫球蛋白超家族（Ig superfamily，IgSF）：这类受体在结构上与免疫球蛋白的 V 区或 C 区相似，即具有数个 IgSF 结构域。

12．细胞因子风暴（cytokine storm）：也称高细胞因子血症。在免疫应答时，免疫细胞分泌大量的细胞因子，细胞因子又转而刺激免疫细胞。在正常生理情况下，这一正反馈环路受机体调控。在异常情况下，这种调控可能失灵，使促炎细胞因子和抗炎细胞因子之间的平衡失调，体液中迅速、大量产生多种促炎细胞因子（TNFa、IL-1、IL-6、IL-12、IFNa、IFNb、IFNg、MCP-1、IL-18 等），过量的细胞因子导致不适的免疫应答，引发全身炎症反应综合征。

二、选择题

A 型题

1．C　T 细胞产生的白细胞介素 -2（IL-2）可刺激其自身的生长，表现为自分泌作用。

2．A　细菌感染时可刺激感染部位的巨噬细胞释放 IL-1、TNFa、IL-6、IL-8 和 IL-12，引起局部和全身炎症反应，促进对病原体的清除。

3．C　细胞因子主要包括白细胞介素（interleukin，IL）、集落刺激因子（colony-stimulating factor，CSF）、干扰素（interferon，IFN）、肿瘤坏死因子（tumor necrosis factor，TNF）家族、生长因子（growth factor，GF）、趋化因子（chemokine）。

4．B　在 TNF 家族中，有几种细胞因子可直接杀伤靶细胞或诱导细胞凋亡。如 TNFa 和 LT 可直接杀伤肿瘤细胞或病毒感染细胞。活化 T 细胞表达的 Fas 配体（FasL）可通过膜型或可溶型形式结合靶细胞上的受体 Fas，诱导其凋亡。

5．C　干扰素是最早发现的细胞因子。

6．A　IL-3 和 SCF 等主要作用于多能造血干细胞以及多种定向的祖细胞，具有促进干细胞生长的作用。

7．C　IL-3 和 SCF 等主要作用于多能造血干细胞以及多种定向的祖细胞，具有促进干细胞生长的作用。

8．C　IL-4、IL-5、IL-6 和 IL-13 等可促进 B 细胞的活化、增殖和分化为抗体产生细胞。

9．D　IL-2 的受体为 CD25。

10．D　细胞感染时 IL-8 趋化中性粒细胞和活化的 T 淋巴细胞进入感染部位，最终清除病原体感染细胞或病原体。

11．C　Th2 细胞主要产生包括 IL-4、IL-5、IL-6 和 IL-10 的 Th2 细胞因子。

12．A　Ⅰ类细胞因子受体家族（class I cytokine receptor family），也称血细胞生成素受体家族（hematopoietin receptor family），此类受体的胞膜外区有保守的半胱氨酸和 Trp-Ser-X-Trp-Ser（WSXWS）基序，包括 IL-2、IL-3、IL-4、IL-5、IL-6、IL-7、IL-9、IL-11、IL-12、IL-13、IL-15、IL-21、粒细胞巨噬细胞因子（GM-CSF）、粒细胞集落刺激因子（G-CSF）等细胞因子的受体。

13．E　IL-1、IL-18、巨噬细胞集落刺激因子（M-CSF）、干细胞因子（SCF）等细胞因子的受体属免疫球蛋白超家族受体。

14．D　IL-8 是典型的 CXC 亚家族的趋化因子，命名为 CXCL8，可趋化中性粒细胞到达炎症部位。

15．C　细胞因子的作用方式有：自分泌方式、旁分泌方式、内分泌方式。细胞因子的功能特点包括：多效性、重叠性、协同性、拮抗性、网络性，不具有的特点是特异性。

16．C　在 IL-4 的作用下，Th0 细胞可分化为 Th2 细胞。

17．D　DC 可通过分泌 IL-12 诱导 Th0 细胞分化为 Th1 细胞。

18．D　EPO 是红细胞生成素（erythropoietin）的英文简称。人体中的红细胞生成素是由肾皮质肾小管周围间质细胞和肝分泌的一种激素样物质，能够促进红细胞生成。

19．C　TPO 又称血小板生成素，TPO 和 IL-11 促进巨核细胞分化和血小板生成。

20．B　肿瘤坏死因子因最初被发现其能造成肿瘤组织坏死而得名，分为 TNFα 和 TNFβ 两种，前者主要由活化的单核 - 巨噬细胞产生，后者主要由活化的 T 细胞产生，又称淋巴毒素。

21．D　细胞因子大多以旁分泌或自分泌的方式作用于邻近细胞或者产生细胞因子的细胞，本身只有少数细胞因子如 IL-1、TNFα、TGFβ、促红细胞生成素（EPO）和巨噬细胞集落刺激因子（M-CSF）等可通过循环系统对远距离的靶细胞发挥作用。

22．B　骨髓瘤细胞表面高表达 IL-6R（比正常浆细胞高 10 倍以上）并分泌大量 IL-6，应用抗 IL-6 抗体可抑制体外培养的骨髓瘤细胞生长。

23．C　IL-4 可促进 IgE 合成。

24．E　性连锁重症联合免疫缺陷病的患者由于 IL-2、IL-4、IL-7、IL-9、IL-15 和 IL-21 等多种受体介导的信号转导发生障碍，可出现严重的细胞免疫和体液免疫缺陷。

25．B　急性移植排斥反应时，受者血清及移植物局部 IL-1、IL-2、TNFα、IFNg、IL-6 等水平升高。

26．B　IL-1、TNFa 和 IL-6 均为内源性致热原，可作用于下丘脑体温调节中枢，引起发热。

B 型题

1．C　IFNβ 的适应证是多发性硬化症。

2．E　EPO 的适应证是慢性肾衰竭导致的贫血、癌症或癌症化疗导致的贫血、失血后贫血等。

3．B　抗肿瘤坏死因子抗体如可溶性 TNFRⅡ-Fc 融合蛋白、可溶性 TNFRⅠ-Fc 融合蛋白可用于治疗类风湿关节炎。

4．E　IL-10 的主要功能是抑制巨噬细胞、树突状细胞表达 MHC-Ⅱ类分子和共刺激分子，降低抗原提呈作用；抑制巨噬细胞、树突状细胞和 NK 细胞分泌细胞因子；抑制 Th1 细胞合成分泌 IL-2 和 IFN。故 IL-10 主要发挥免疫抑制作用。

5．D　IL-8 是典型的 CXC 亚家族的趋化因子，命名为 CXCL8，可趋化中性粒细胞到达炎症部位。

6．B　AICD 即活化诱导的细胞死亡，通过 T 细胞 -B 细胞或 T 细胞 -T 细胞之间的 FasL（CD95L）和 Fas（CD95）的结合，启动 AICD，使自身反应性 T 细胞或 B 细胞被消除。IL-2 可导致 T 细胞发生 AICD。

7．A　IL-1 可刺激下丘脑体温调节中枢，引起发热。

8．C　速发型超敏反应是Ⅰ型超敏反应的主要表现形式。与速发型超敏反应相关的细胞因子是 IL-4。

9．C　在体外诱导单核细胞分化为树突状细胞所必需添加的是 IL-4。

10．B　免疫应答过程中，主要通过自分泌和旁分泌方式作用于 T 细胞分化的细胞因子是 IL-2。

三、问答题

1．简述细胞因子的共同特点。

答：虽然细胞因子种类很多，但具有一些共同特点，主要表现在以下三个方面．

（1）细胞因子的基本特征：①小分子蛋白质（8 ～ 30 kD）；②可溶性；③高效性，在较低浓度下即有生物学活性；④通过结合细胞表面特异性受体发挥生物学效应；⑤可诱导产生；⑥半衰期短；⑦效应范围小，绝大多数为近距离发挥作用。

（2）细胞因子的作用方式：以自分泌方式和旁分泌方式为主，少数细胞因子为内分泌方式。

（3）细胞因子的功能特点：多效性，重叠性，协同性，拮抗性，网络性。

2．简述细胞因子受体的分类及其作用。

答：（1）细胞因子受体根据其结构特点被分为以下五个家族：

1）Ⅰ类细胞因子受体家族（class I cytokine receptor family）：也称血细胞生成素受体家族（hematopoietin receptor family），此类受体的胞膜外区有保守的半胱氨酸和 Trp-Ser-X-Trp-Ser（WSXWS）基序，包括 IL-2、IL-3、IL-4、IL-5、IL-6、IL-7、IL-9、IL-11、IL-12、IL-13、IL-15、IL-21、GM-CSF、G-CSF 等细胞因子的受体。

2）Ⅱ类细胞因子受体家族（class Ⅱ cytokine receptor family）：此类受体的胞膜外区有保守的半胱氨酸但无 WSXWS 基序，包括 IFNα、IFNβ、IFNg 以及 IL-10 家族细胞因子的受体。

3）肿瘤坏死因子受体超家族（tumor necrosis factor receptor superfamily，TNFRSF）：此类受体胞膜外区含有数个富含半胱氨酸的结构域，TNFRSF 多以同源三聚体发挥作用，包括 TNFα、LT、FasL、CD40L、神经生长因子（NGF）等 20 余种细胞因子的受体。

4）免疫球蛋白超家族（ig superfamily receptors，IgSFR）：这类受体在结构上与免疫球蛋白的 V 区或 C 区相似，即具有数个 IgSF 结构域。IL-1、IL-18、M-CSF、SCF 等细胞因子的受体属此类受体。

5）趋化因子家族受体（chemokine receptor family）：趋化因子受体均为 7 次跨膜的 G-蛋白偶联受体。趋化因子受体命名的规则是在趋化因子亚家族名称后缀以 R（receptor），再按受体被发现的顺序缀以阿拉伯数字进一步区分。例如与 CXCL 趋化因子结合的受体共有 5 种，分别命名为 CXCR1 ~ CXCR5。CCL 趋化因子受体共有 9 种，分别被命名为 CCR1 ~ CCR9。

（2）作用：细胞因子通过与靶细胞表面的相应细胞因子受体结合后启动细胞内的信号转导途径从而调节细胞的功能。

3．简述趋化因子的结构特点及其生物学作用。

答：目前已经发现 50 余种趋化因子，几乎所有的趋化因子都含有由两对保守的半胱氨基酸残基（C）形成的分子内二硫键。根据靠近氨基端的一对 C 的排列顺序将趋化因子分为四个亚家族——① C 亚家族：氨基酸只有一个 C，该分子只有一个分子内二硫键；② CC 亚家族：两个 C 相邻；③ CXC 亚家族：两个 C 被一个氨基酸残基隔开；④ CX3C 亚家族：两个 C 被三个氨基酸残基隔开。趋化因子除介导免疫细胞迁移外，还参与调节血细胞发育、血管生成、细胞凋亡等，并在肿瘤发生、发展、转移、病原微生物感染、移植排斥反应等病理过程中发挥作用。

第七章　白细胞分化抗原和黏附分子

应试习题

一、名词解释

1. 细胞表面标志（cell surface marker）
2. 人白细胞分化抗原（human leukocyte differentiation antigen，HLDA）
3. 分化群（cluster of differentiation，CD）
4. 细胞黏附分子（cell adherent molecule，CAM）
5. 整合素（integrin）
6. 选择素（selectin）

二、选择题

A 型题

1. 关于免疫细胞和膜分子，错误的组合是（2006 年执业医师资格考试题目）
   A. 辅助性 T 细胞 CD4 抗原阳性
   B. 单核吞噬细胞 -MHC- Ⅱ类抗原阳性
   C. 细胞毒性 T 细胞 -MHC-Ⅰ抗原阳性
   D. NK 细胞 -CD4 抗原阳性
   E. 人红细胞 -MHC-Ⅰ类抗原阴性
2. 人类白细胞分化抗原的命名时间是
   A. 20 世纪 60 年代初
   B. 20 世纪 60 年代末
   C. 20 世纪 70 年代中期
   D. 20 世纪 80 年代初
   E. 20 世纪 90 年代末
3. 白细胞分化抗原大多属于
   A. 脂蛋白
   B. 糖蛋白
   C. 铁蛋白
   D. 球蛋白
   E. 白蛋白
4. 下列分子中，可以属于白细胞分化抗原的是
   A. 卵磷脂
   B. 核酸
   C. 碳水化合物
   D. 氨基酸
   E. 补体固有成分
5. 选择素的配体是
   A. CD1a 及其类似物
   B. CD11c 及其类似物
   C. CD15s 及其类似物
   D. CD49e 及其类似物
   E. CD79b 及其类似物
6. 分化群（CD）抗原鉴定的主要工具是
   A. 单克隆抗体
   B. 抗血清
   C. DNA 探针
   D. 酶及底物

E．相应分子的配体

B 型题

（1 ~ 10 题共用备选答案）

A．CD28

B．CD19

C．CD279（PD-1）

D．CD25

E．CD18

1．属于 T 细胞分化抗原的是

2．属于 B 细胞分化抗原的是

3．属于细胞因子受体的是

4．属于黏附分子的是

5．属于非谱系分化抗原的是

6．可为 T 细胞活化提供第二信号的是

7．可抑制 T 细胞活化的是

8．可作为 B 细胞淋巴瘤靶向治疗靶分子的是

9．可作为调节性 T 细胞表面标志之一的分子是

10．如发生缺陷，可引起白细胞黏附障碍的是

（11 ~ 15 题共用备选答案）

A．CD4

B．CD18

C．CD62P

D．CD25

E．CD55

11．属于免疫球蛋白超家族的是

12．属于整合素家族的是

13．属于选择素家族的是

14．主要表达在血小板上的分子是

15．HIV 的主要受体是

三、问答题

1．简述黏附分子的分类及其各自的生物学功能。

2．简述白细胞分化抗原在临床医学中的意义。

参考答案

一、名词解释

1．细胞表面标志（cell surface marker）：从字面的含义理解，是指表达于细胞表面的功能分子，也是免疫细胞相互识别和作用的重要分子基础，包括细胞表面的多种抗原、受体和黏附分子等。

2．人白细胞分化抗原（human leukocyte differentiation antigen，HLDA）：造血干细胞在分化为不同谱系、各个细胞谱系分化不同阶段，以及成熟细胞活化过程中，表达的细胞表面分子。

3．分化群（cluster of differentiation，CD）：国际专门命名机构利用单克隆抗体鉴定为主的方法归类来自不同实验室的单克隆抗体所识别的同一种分化抗原。

4．细胞黏附分子（cell adherent molecule，CAM）：介导细胞间或细胞与细胞外基质间相互结合的分子。

5．整合素（integrin）：是因该类黏附分子主要介导细胞与细胞外基质的黏附，使细胞得以附着形成整体而得名。

6．选择素（selectin）：在白细胞与内皮细胞黏附、炎症发生以及淋巴细胞归巢中发挥重要作用的一类黏附分子，包括 L- 选择素、P- 选择素和 E- 选择素三个成员。

二、选择题

A 型题

1．D　NK 细胞表面不具有 CD4 分子的表达，而是表达 CD16、CD56、CD94、CD158、CD161、CD314、CD335、CD336 和 CD337 分子。

2．D　1975 年创立的 B 淋巴细胞杂交瘤和单克隆抗体技术，极大地推动了白细胞分化抗原的研究。1982 年国际人类白细胞分化抗原协作组成立并召开了第一届人类白细胞分化抗原会议，以单克隆抗体鉴定为主的方法，将来自不同实验室的单克隆抗体所识别的同一种分化抗原归为同一个分化群，即 CD。

3．B　白细胞分化抗原大都是跨膜的糖蛋白，含胞膜外区、跨膜区和胞质区；有些是以糖基化磷脂酰肌醇（GPI）连接方式锚定在细胞膜上，少数是碳水化合物。

4．C　白细胞分化抗原可以是蛋白质或者碳水化合物。

5．C　与大多数黏附分子所结合的配体不同，选择素识别的是一些寡糖基团，主要是唾液酸化的路易斯寡糖（CD15s）或类似结构的分子。

6．A　国际专门命名机构以单克隆抗体鉴定为主的方法，将来自不同实验室的单克隆抗体所识别的同一种分化抗原归为同一个分化群，即 CD。

B 型题

1．A　CD28 产生的共刺激信号在 T 细胞活化中发挥重要作用，刺激 T 细胞合成 IL-2 等细胞因子，促进 T 细胞的增殖和分化。

2．B　CD19 与 CD21 及 CD81 非共价相连，形成 B 细胞的共受体，能增强 BCR 与抗原结合的稳定性并与 Igα/Igβ 共同传递 B 细胞活化的第一信号，促进 BCR 对抗原的识别及 B 细胞的活化。

3．D　CD25 分子是 IL-2R 的 α 链，单独构成低亲和力受体，可与细胞因子 IL-2 结合，其不能传导信号，但对形成高亲和力受体有重要意义。

4．E　CD18 是整合素家族 β2 链，与不同 α 链组合形成整合素分子，参与免疫细胞黏附、炎症、调理吞噬和淋巴细胞再循环作用，属于黏附分子。

5．C　CD279（PD-1）是一个程序性死亡受体 1，是一种重要的免疫抑制分子，属于 CD28 超家族成员，是一个非谱系分化抗原。

6．A　CD28 是 T 细胞表面的共刺激分子，与 APC 或靶细胞表面的共刺激分子 CD80 和 CD86 相互作用产生第二信号，使 T 细胞完全活化。

7．C　PD-1 表达于 T 细胞，与配体 PD-L1 和 PD-L2 结合后可抑制 T 细胞的活化增殖。

8．B　CD19 分子在 B 细胞淋巴瘤中高表达，而在其他免疫细胞中表达低或无，因此可以作为靶向治疗靶分子。

9．D　CD25 分子是 IL-2R 的 α 链，在调节性 T 细胞表面持续性表达，被认为是调节性 T 细胞表面特征性标记分子。

10．E　CD18 基因缺陷导致 LFA-1（CD11a/CD18）、Mac-1（CD11b/CD18）等整合素分子功能不全，白细胞不能黏附和穿过血管内皮细胞，由此引起一种称为白细胞黏附缺陷症的严重免疫缺陷病。

11．A　免疫球蛋白超家族成员均具有免疫球蛋白 V 区样或 C 区样结构域，如 CD4、CD28 等分子。

12．B　整合素家族是由 α 和 β 两条链经非共价键连接组成的异源二聚体，其中 CD18 是整合素家族 β2 链，与不同 α 链组合形成整合素分子。

13．C　选择素家族包括 L- 选择素、P- 选择素和 E- 选择素三个成员，其中 CD62P 为 P- 选择素。

14．C　CD62P 为 P- 选择素，主要表达在血小板、巨核细胞和活化内皮细胞。

15．A　HIV 为人类免疫缺陷病毒，通过其外膜的糖蛋白 gp120 与靶细胞膜表面 CD4 分子结合，因此 $CD4^+$ T 细胞是 HIV 在体内感染的主要靶细胞。

三、问答题

1．简述黏附分子的分类及其各自的生物学功能。

答：黏附分子根据其结构特点可分为免疫球蛋白超家族、整合素家族、选择素家族、钙黏蛋白家族等，其各自特点如下表：

	免疫球蛋白超家族	整合素家族	选择素家族	钙黏蛋白家族
结构特点	含 IgV 区样或 C 区样结构域	α 和 β 链通过非共价键连接形成的异源二聚体分子	跨膜蛋白，胞外区结构相似，由 CL、EGF 样和 CCP 结构域组成，主要识别唾液酸化的路易斯寡糖或类似结构的寡糖基团	单链糖蛋白，由胞浆区、穿膜区和胞膜外区组成，在 Ca^{2+} 存在时可以抵抗蛋白酶的水解作用
代表性分子	ICAM-1、CD54	VLA（β1 组）、LFA-1（β2 组）和血小板糖蛋白（β3 组）	CD62L、CD62P、CD62E	E-Cadherin、N-Cadherin、P-Cadherin
生物学功能	主要参与淋巴细胞的抗原识别、免疫细胞间相互作用，并参与细胞的信号转导	参与免疫细胞黏附，为 T 细胞活化提供协同刺激信号，参与淋巴细胞再循环和炎症，参与炎症和调理吞噬，血小板活化和凝集	参与白细胞与内皮细胞黏附、炎症发生过程中白细胞和血管内皮细胞黏附，以及淋巴细胞归巢	影响生长发育过程中细胞的选择性聚集

2．简述白细胞分化抗原在临床医学中的意义。

答：1）阐明发病机制：CD4 分子是 HIV 的主要受体，与 HIV 感染密切相关；CD18 基因缺陷导致 LFA-1（CD11a/CD18）、Mac-1（CD11b/CD18）等整合素分子功能不全，白细胞不能黏附和穿过血管内皮细胞，由此引起一种称为白细胞黏附缺陷症（LAD）的严重免疫缺陷病。

2）疾病诊断：检测 HIV 患者外周血 CD4 阳性细胞绝对数，对于辅助诊断和判断 HIV 感染、艾滋病病情和药物疗效有重要参考价值。如正常人外周血中 $CD4^+$ T 细胞 /$CD8^+$ T 细胞应为 2/1；CD4 的绝对数应为 > 500 个 /μl，而当 HIV 患者 $CD4^+$ T 细胞 <200 个 /μl，则为疾病恶化的先兆。

3）疾病预防和治疗：抗 CD3、抗 CD25 等单克隆抗体作为免疫抑制剂在临床用于预防移植排斥反应。抗 CD20 的单克隆治疗来源于 B 细胞的非霍奇金淋巴瘤。

第八章　主要组织相容性复合体

应试习题

一、名词解释

1．主要组织相容性复合体（major histocompatibility complex，MHC）
2．人类白细胞抗原（human leukocyte antigen，HLA）
3．β2 微球蛋白（β2 microglobulin，β2m）
4．抗原加工相关转运物（transporters associated with antigen processing，TAP）
5．多态性（polymorghism）
6．单体型（haplotype）
7．锚定残基（anchor residue）
8．MHC 限制性（MHC restriction）

二、选择题

A 型题

1．HLA 复合体基因不编码（2001 年执业医师资格考试题目）
A．HLA-Ⅰ类分子的重链
B．HLA-Ⅰ类分子的轻链
C．HLA-Ⅱ类分子的 a 链
D．HLA-Ⅱ类分子的 β 链
E．B 因子

2．关于 HLA-Ⅱ类抗原分子，正确的是（2003 年执业医师资格考试题目）
A．由 α 链和 β2m 链组成
B．提呈外源性抗原
C．分布在所有有核细胞的表面
D．由 HLA-A、B、C 等基因编码
E．可与 CD8 分子结合

3．与强直性脊柱炎密切相关的 HLA 分子是（2009 年执业医师资格考试题目）
A．HLA-A5
B．HLA-B5
C．HLA-B7
D．HLA-B27
E．HLA-DR3

4．由 HLA-Ⅰ类分子提呈的抗原肽一般的长度为
A．3 ~ 5 个氨基酸
B．8 ~ 10 个氨基酸
C．20 ~ 25 个氨基酸
D．30 ~ 38 个氨基酸
E．50 个以上氨基酸

5．下列分子中，由 HLA 基因编码的是
A．IL-1
B．IL-8
C．TNF
D．IFN
E．EPO

6．下列分子中，由 HLA-Ⅱ类基因编码的是

A. C2
B. C4
C. TNF
D. HLA-A
E. TAP

7. 编码人 HSP70 的基因位于
A. 第 2 号染色体
B. 第 6 号染色体
C. 第 14 号染色体
D. 第 21 号染色体
E. X 染色体

8. 下列描述中，与 HLA 分子特点相符合的是
A. HLA 分子参与 B 细胞的发育过程
B. HLA 分子不存在多样性
C. HLA 分子仅表达于白细胞表面
D. HLA 分子呈共显性表达
E. HLA 分子与个体免疫力无关

9. 下列细胞表面，一般存在 HLA Ⅱ类分子表达的是
A. 红细胞
B. 心肌细胞
C. 神经元
D. 树突状细胞
E. 中性粒细胞

10. 目前认为，与类风湿关节炎发生关系最为密切的是
A. HLA-DR4
B. HLA-DR3
C. HLA-DQA1
D. HLA-DQB1
E. HLA-A*0201

11. 最初发现 MHC 的存在是通过
A. 器官移植
B. 骨髓移植
C. 输血
D. 输抗血清
E. 角膜移植

12. 下列疾病中，一般不存在 HLA 分子表达异常的疾病是
A. 肝癌
B. 糖尿病
C. 萎缩性胃炎
D. 乳糜泻
E. 艾滋病

13. 人体需要进行器官移植时，首先的供者是
A. 祖父母
B. 父母
C. 同胞兄弟姐妹
D. 同卵双生的兄弟姐妹
E. 子女

14. 一般由 MHC Ⅱ类分子提呈的抗原是
A. 外源性抗原
B. 直接出现在细胞质基质的抗原
C. 内毒素
D. 糖类抗原
E. 独特型抗原

15. 临床医学实践中，HLA 分型检测应用最多的是治疗
A. 糖尿病
B. 类风湿关节炎
C. 艾滋病
D. 白血病
E. 流感

B 型题

（1 ~ 2 题共用备选答案）（2005 年执业医师资格考试题目）
A. MHC Ⅰ类分子
B. MHC Ⅱ类分子
C. MHC Ⅲ类分子
D. TCR
E. BCR

1. 与 CD4 分子结合的配体是
2. 与 CD8 分子结合的配体是

（3 ~ 6 题共用备选答案）
A. 5%

B．15%

C．25%

D．50%

E．100%

3．同胞兄弟姐妹间存在 HLA 完全相同的概率为

4．与自己父母 HLA 相同的基因占总 HLA 基因的比例为

5．与自己子女 HLA 相同的基因占总 HLA 基因的比例为

6．异卵双生兄弟姐妹间存在 HLA 完全相同的概率为

三、问答题

1．图示人类 MHC 基因的结构。

2．图示 HLA Ⅰ类分子的结构，并简述其分布及免疫学功能。

3．图示 HLA Ⅱ类分子的结构，并简述其分布及免疫学功能。

4．简述 HLA 在医学中的意义。

5．简述 HLA 基因复合体的多基因性与多态性。

参考答案

一、名词解释

1．主要组织相容性复合体（major histocompatibility complex，MHC）：一组决定移植组织是否相容、与免疫应答密切相关、紧密连锁的基因群。

2．人类白细胞抗原（human leukocyte antigen，HLA）：人类的主要组织相容性复合体，编码基因包括一系列紧密连锁的决定移植组织是否相容、与免疫应答密切相关的基因群。

3．β2 微球蛋白（β2 microglobulin，β2m）：由第 15 号染色体上的基因编码的产物，组成 HLA Ⅰ类分子异二聚体中的轻链。

4．抗原加工相关转运物（transporters associated with antigen processing，TAP）：内质网膜上的一个异二聚体分子，分别由位于 HLA 系统的Ⅱ类基因区的 TAP1 和 TAP2 两个座位基因编码。

5．多态性（polymorghism）：群体中单个基因座位存在两个以上不同等位基因的现象。

6．单体型（haplotype）：同一染色体上紧密连锁的 MHC 等位基因的组合。

7．锚定残基（anchor residue）：由锚定位的抗原肽与 HLA 分子结合的氨基酸残基组成。

8．MHC 限制性（MHC restriction）：T 细胞以其 TCR 对抗原肽和自身 MHC 分子进行双重识别，即 T 细胞只能识别自身 MHC 分子提呈的抗原肽。其中 $CD4^+$ Th 细胞识别Ⅱ类分子提呈的外源性抗原肽，$CD8^+$ CTL 识别Ⅰ类分子提呈的内源性抗原肽。

二、选择题

A 型题

1. B　HLA Ⅰ类分子中的轻链是由第 15 号染色体上的基因编码，重链由 HLA Ⅰ类基因编码。HLA Ⅱ类分子由 HLA Ⅱ类基因编码，B 因子由 HLA Ⅲ类基因编码。

2. B　HLA Ⅱ类抗原分子由 DP、DQ 和 DR 等基因编码的 α 链和 β 链组成异二聚体，仅表达于淋巴组织中一些特定的细胞表面，可被 $CD4^+$ Th 细胞识别，提呈外源性抗原肽。

3. D　强直性脊柱炎人群中 HLA-B27 抗原阳性率高达 58% ～ 97%，而在健康人群中仅为 1% ～ 8%，确定强直性脊柱炎和 HLA-B27 属阳性关联。

4. B　HLA Ⅰ类分子的抗原结合槽两端封闭，接纳的抗原肽长度有限，为 8 ～ 10 个氨基酸残基。

5. C　在 HLA Ⅲ类基因区靠Ⅰ类基因一侧，检出多个免疫功能相关基因，多数与炎症反应相关，其中包括肿瘤坏死因子基因家族 TNF 分子等。

6. E　TAP，抗原加工相关转运物，由位于 HLA 系统的Ⅱ类基因区的 TAP1 和 TAP2 两个座位基因编码。

7. B　HSP70 属于热休克蛋白基因家族，由位于在 HLA Ⅲ类基因区靠Ⅰ类基因一侧的免疫功能相关基因编码。

8. D　HLA Ⅰ类和Ⅱ类等位基因产物的表达具有共显性特点，即同一个体中，一个基因座位上来自同源染色体的两个同源基因皆能得到表达。

9. D　HLA Ⅱ类抗原分子仅表达于淋巴组织中一些特定的细胞表面，如专职性抗原提呈细胞（包括 B 细胞、树突状细胞和巨噬细胞）、胸腺上皮细胞和活化的 T 细胞等。

10. A　类风湿关节炎是一种以 DR4 为主要关联成分的自身免疫病。

11. A　1930—1950 年间，George D.Snell 发现皮肤移植在同系小鼠体内可以长期生存，而在不同品系的小鼠体内不能生存，从而确定了组织相容抗原，即 MHC 是决定异体移植可能性的遗传因子。

12. E　与 HLA 关联的疾病达 500 余种，以自身免疫病为主，也包括一些肿瘤和传染性疾病，如肝癌与一些非经典 HLA Ⅰ类分子相关，如 HLA-G 等，胰岛素依赖性糖尿病可与 HLA-DR3 和 DR4 相关，乳糜泻与 HLA-DR3 呈现强相关，萎缩性胃炎与 HLA-DR 分子相关。

13. D　HLA 复合体是人体多态性最丰富的基因系统，非亲缘关系个体间得到两个相同等位基因的机会很低，亲缘关系越近，HLA 的匹配性越高。

14. A　HLA Ⅱ类抗原分子可被 $CD4^+$ Th 细胞识别，提呈外源性抗原肽。

15. D　白血病的治疗方案中，骨髓移植是非常有效的。而为了寻找合适的骨髓移植共受体，通常需要进行 HLA 基因分型寻找属于该个体的 12 种Ⅰ类和Ⅱ类分子编码基因。

B 型题

1. B　MHC Ⅱ类分子识别和提呈外源性抗原肽，与辅助受体 CD4 结合，对 Th 的识别起限制作用。

2. A　MHC Ⅰ类分子识别和提呈内源性抗原肽，与辅助受体 CD8 结合，对 CTL 的识别起限制作用。

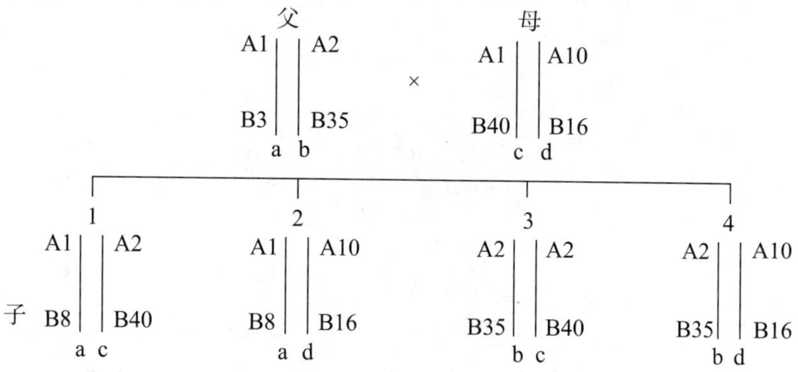

HLA Ⅰ类和Ⅱ类等位基因产物的表达具有共显性特点，即同一个体中，一个基因座位上来自同源染色体的两个同源基因皆能得到表达。因此子女中每一对分子分别由父亲和母亲的等位基因产物组成，如上图所示。

3．C　同胞兄弟姐妹分别都从父亲和母亲获得 50% 的 HLA 基因，因此 HLA 完全相同的概率为 25%。

4．D　自己从父母分别获得 50% 的 HLA 基因。

5．D　自己子女从自己只能获得 50% 的 HLA 基因。

6．C　异卵双生兄弟姐妹分别都从父亲和母亲获得 50% 的 HLA 基因，因此 HLA 完全相同的概率为 25%。

三、问答题

1．图示人类 MHC 基因的结构。

答：

人类HLA复合体（第6号染色体）：

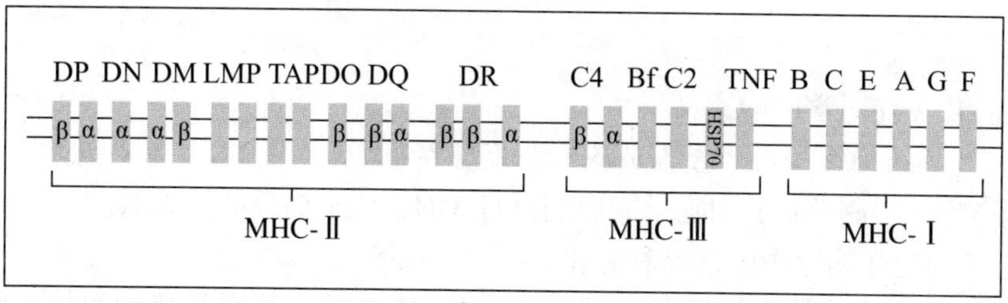

人类 MHC 基因复合体位于人第 6 号染色体，包括Ⅰ类、Ⅱ类和Ⅲ类基因区。Ⅰ类基因区包括经典的 HLA-A、B、C 基因和非经典的 HLA-E、F、G 基因。Ⅱ类基因区包括 HLA-DP、DQ、DR 基因家族，还包括抗原加工提呈相关基因，如 TAP、LMP、HLA-DM 和 HLA-DO 等。Ⅲ类基因区包括血清补体成分编码基因，如 C4、C2、HE、Bf 等，还包括炎症相关基因，如 TNF 和 HSP70 等基因。

2．图示 HLA Ⅰ类分子的结构，并简述其分布及免疫学功能。

答：HLA-Ⅰ类分子为异源双聚体，由重链（α 链）和轻链（β2 微球蛋白，编码基因不在 MHC 基因区内）组成，分布于所有有核细胞表面。

识别和提呈内源性抗原肽，与辅助受体 CD8 结合，对 CTL 的识别起限制作用。

MHC-Ⅰ分类

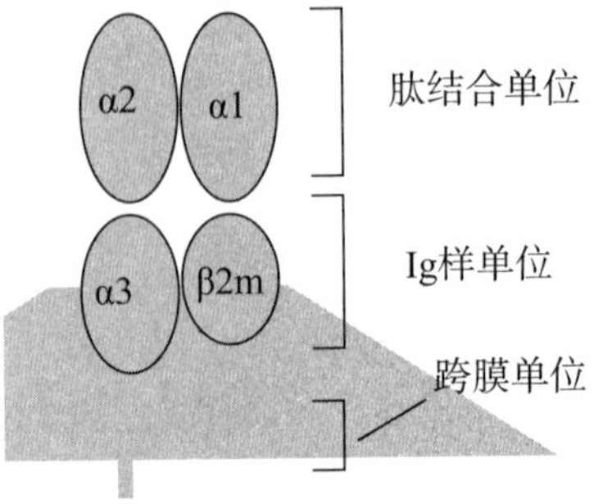

3．图示 HLA-Ⅱ类分子的结构，并简述其分布及免疫学功能。

答：HLA-Ⅱ类分子为异源双聚体，由分子量类似的 α 链和 β 链组成，仅表达于淋巴组织中一些特定的细胞表面，如专职性抗原提呈细胞（包括 B 细胞、树突状细胞和巨噬细胞）、胸腺上皮细胞和活化的 T 细胞等。识别和提呈外源性抗原肽，与辅助受体 CD4 结合，对 Th 的识别起限制作用。

MHC-Ⅱ分类

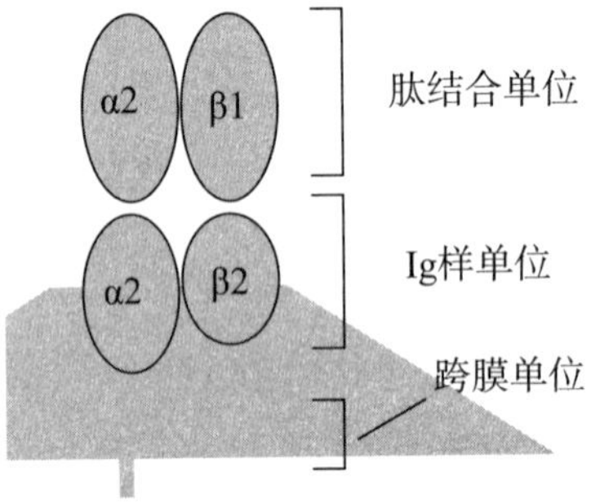

4．简述 HLA 在医学中的意义。

答：(1) 作为抗原提呈分子参与适应性免疫应答：

1) 具有 MHC 限制性：T 细胞只能识别自身 MHC 分子提呈的抗原肽。

2) 参与 T 细胞在胸腺中的选择和分化。

3) 决定疾病易感性的个体差异：某些特定的 HLA 等位基因及其产物与某些疾病密切关联。

4) 参与构成种群基因结构的异质性：由于不同 MHC 分子加工提呈的抗原肽不同，其个体抗病能力也有所差异，在群体水平有助于增强物种的适应能力。

(2) 作为免疫调节分子参与固有免疫应答：

1) 经典的Ⅲ类基因为补体成分编码，参与炎症反应和对病原体的杀伤，与免疫性疾病的发生有关。

2) 非经典Ⅰ类基因和 MICA 基因产物可作为配体分子，以不同的亲和力结合活化性和抑制性受体，调节 NK 细胞和部分杀伤细胞的活性。

3) 炎症相关基因参与启动和调控炎症反应，并在应激反应中发挥作用。

5．简述 HLA 基因复合体的多基因性与多态性。

答：HLA 基因复合体是人体多态性最丰富的基因系统。截至 2012 年 10 月，已确定的 HLA 等位基因总数达到 8712 个，其中等位基因数量最多的座位是 HLA-B（2798 个）。多态性是指群体中单个基因座位存在两个以上不同等位基因的现象，是一个群体的概念，指群体中不同个体在各种等位基因上的差别，在蛋白质水平，HLA 多态性主要表现在各种等位基因产物在结构上存在差异，即 HLA 分子抗原结合槽的氨基酸残基组成和序列不同，从而决定个体抗病能力也有所差异。HLA 基因复合体的多态性能防止快速进化的病原微生物针对宿主的攻击，保护生物群体的生存。

第九章　B 淋巴细胞

应试习题

一、名词解释

1．法氏囊（bursa of Fabricius）
2．B 细胞受体（B cell receptor，BCR）
3．膜型免疫球蛋白（membrane immunoglobulin，mIg）
4．重组激活酶基因（recombination activating gene，RAG）
5．基因重排（gene rearrangement）
6．受体编辑（receptor editing）
7．体细胞高频突变（somatic hypermutation）
8．克隆清除（clone deletion）
9．失能（anergy）
10．共刺激分子（co-stimulatory molecule）
11．免疫受体酪氨酸激活基序（immunoreceptor tyrosine-based activation motif，ITAM）
12．免疫受体酪氨酸抑制基序（immunoreceptor tyrosine-based inhibitory motif，ITIM）
13．B1 细胞（B1 cell）
14．天然抗体（natural antibody）
15．浆细胞（plasma）
16．记忆性 B 细胞（memery B cell）

二、选择题

A 型题

1．B 细胞表面标志是（2008 年执业医师资格考试题目）
A．CD20
B．CD3
C．CD4
D．CD8
E．CD28

2．B 细胞表面最重要的标志为（2009 年执业医师资格考试题目）
A．mIg
B．FcγR
C．CD40
D．CD5
E．CD80

3．属于 B 细胞的表面标志为（2010 年执业医师资格考试题目）
A．CD3
B．CD4
C．CD8
D．CD19
E．CD56

4．BCR 可识别的抗原信号是
A．必须经过树突状细胞加工处理过
B．必须是连续的氨基酸残基所组成的
C．与自身 MHC Ⅰ类分子结合的抗原肽
D．与自身 MHC Ⅱ类分子结合的抗原肽
E．游离的抗原分子
5．可以作为 B 细胞活化的协同刺激分子是（2011 年执业医师资格考试题目）
A．CD4
B．CD19
C．CD21
D．CD28
E．CD40
6．有特异性抗原受体的细胞是（2011 年执业医师资格考试题目）
A．B 淋巴细胞
B．浆细胞
C．巨噬细胞
D．NK 细胞
E．单核细胞
7．在禽类腔上囊中发育成熟的淋巴细胞是
A．B 细胞
B．浆细胞
C．肥大细胞
D．T 细胞
E．单核细胞
8．B1 细胞的表面标志是
A．CD2
B．CD3
C．CD4
D．CD5
E．CD8
9．一般来说，B1 细胞产生低亲和力的
A．IgA
B．IgD
C．IgE
D．IgG
E．IgM
10．参与组成 BCR 复合体，并可向 B 细胞内转导抗原信号的分子是
A．CD19
B．CD40
C．CD49
D．CD79
E．CD80
11．成熟 B 细胞的标志是其表面具有膜型
A．IgA
B．IgD
C．IgE
D．IgG
E．IgM
12．B 细胞定居于淋巴滤泡中，其数量约占外周淋巴细胞总数的
A．10%
B．20%
C．40%
D．50%
E．80%
13．下列 B 细胞发育阶段，属于抗原依赖阶段的是
A．原 B 细胞
B．前 B 细胞
C．未成熟 B 细胞
D．成熟 B 细胞
E．活化 B 细胞
14．下列机制中，与抗体亲和力成熟最相关的是
A．等位排斥
B．组合多样性
C．连接多样性
D．受体编辑
E．体细胞高频突变
15．下列细胞发育过程中，具有胚系基因重排现象的是
A．上皮细胞
B．中性粒细胞
C．肥大细胞

D．B 细胞
E．单核细胞
16．下列细胞中，属于专职性抗原提呈细胞的是
A．上皮细胞
B．中性粒细胞
C．肥大细胞
D．B 细胞
E．T 细胞
17．下列细胞中，一般在再次免疫过程中发挥主要作用的抗原提呈细胞是
A．上皮细胞
B．中性粒细胞
C．肥大细胞
D．B 细胞
E．树突状细胞
18．人类 κ 基因位于
A．2 号染色体
B．12 号染色体
C．14 号染色体
D．21 号染色体
E．22 号染色体
19．人类编码抗体重链的基因位于
A．2 号染色体
B．12 号染色体
C．14 号染色体
D．21 号染色体
E．22 号染色体
20．下列说法中，符合 B1 细胞产生抗体特点的是
A．主要针对蛋白质类抗原
B．需要 T 细胞的辅助
C．产生的抗体特异性高
D．可变区相对变化更大
E．可产生针对自身抗原的天然抗体

B 型题

（1 ~ 5 题共用备选答案）（2010 年执业医师资格考试题目）
A．CD3
B．CD19
C．KIR
D．MHC-Ⅱ
E．IL-2
1．T 细胞的表面分子是
2．树突状细胞的表面分子是
3．NK 细胞的表面分子是
4．B 细胞的表面分子是
5．可促进 T 细胞活化的细胞因子是

（6 ~ 10 题共用备选答案）
A．CD19
B．CD21
C．CD40
D．CD79
E．CD80
6．B 细胞表面的 EBV 受体是
7．BCR 的组成部分是
8．向 B 细胞内转导共刺激信号的分子是
9．为 T 细胞提供共刺激信号的分子是
10．补体 C3d 的受体是

三、问答题

1．简述抗体 /BCR 多样性产生的过程及其机制。
2．简述 B 细胞表面表达的主要抗原分子及其免疫学功能。
3．简述 B 细胞的分群及其各自的功能。

参考答案

一、名词解释

1．法氏囊（bursa of Fabricius）：禽类中枢免疫器官，位于泄殖腔后上方，为 B 细胞分化发育的场所。

2．B 细胞受体（B cell receptor，BCR）：位于 B 细胞表面的免疫球蛋白，即膜型免疫球蛋白（mIg）。

3．膜型免疫球蛋白（membrane immunoglobulin，mIg）：即 B 细胞受体，为 B 细胞的特征性表面标志。

4．重组激活酶基因（recombination activating gene，RAG）：编码重组激活酶的基因，包括 RAG1 和 RAG2，其产物形成 RAG1/RAG2 复合物，参与 BCR、TCR 的基因重排过程。

5．基因重排（gene rearrangement）：T、B 细胞发育过程中，BCR 或 TCR 基因片段发生重新排列和组合的现象。基因重排极大增加了抗原识别受体的多样性。

6．受体编辑（receptor editing）：B 细胞识别自身抗原后未被清除，由 RAG 基因重新活化，VJ 再次重排，使 BCR 获得新的抗原特异性。

7．体细胞高频突变（somatic hypermutation）：成熟 B 细胞在外周淋巴器官生发中心接受抗原刺激后，BCR 的 CDR 的基因序列发生点突变，从而导致抗体的亲和力成熟，且进一步增加抗体的多样性。

8．克隆清除（clone deletion）：未成熟 B 细胞受自身抗原刺激后引发凋亡，导致克隆清除。

9．失能（anergy）：未成熟 B 细胞识别自身抗原后未被清除，进入外周免疫器官对抗原刺激不产生应答的现象。

10．共刺激分子（co-stimulatory molecule）：T、B 细胞的活化需要第一信号和第二信号，为 T、B 细胞活化提供第二信号的膜表面分子及其配体如 CD40、CD80、CD86、ICAM-1 等统称为共刺激分子。

11．免疫受体酪氨酸激活基序（immunoreceptor tyrosine-based activation motif，ITAM）：免疫细胞激活性受体分子胞内段携带的含 YxxL/V 的保守结构，其中酪氨酸残基发生磷酸化后招募带有 SH2 结构域的蛋白激酶和衔接蛋白，参与信号转导。

12．免疫受体酪氨酸抑制基序（immunoreceptor tyrosine-based inhibitory motif，ITIM）：免疫细胞抑制性受体分子胞内段所携带的保守结构，其中含酪氨酸残基发生磷酸化后可招募带有 SH2 结构域的蛋白磷酸酶，通过脱磷酸化而抑制信号转导。

13．B1 细胞（B1 cell）：B 细胞根据 CD5 的表达与否，可以分为 $CD5^+$ 的 B1 细胞和 $CD5^-$ 的 B2 细胞两个亚群。B1 细胞主要产生低亲和力的 IgM，参与固有免疫。

14．天然抗体（natural antibody）：B1 细胞能自发分泌针对微生物脂多糖和某些自身抗原的 IgM，这些抗体称天然抗体。

15．浆细胞（plasma）：又称抗体形成细胞，为 B 淋巴细胞在抗原刺激下增殖分化的终末细胞，其合成并分泌大量免疫球蛋白以介导体液免疫应答。

16．记忆性 B 细胞（memery B cell）：B 细胞受抗原刺激后部分分化为记忆性 B 细胞，其不产生 Ig，但受同一抗原刺激后迅速活化，产生大量抗原特异性 Ig。

二、选择题

A 型题

1．A　CD20 为 B 细胞的标志之一。CD3、CD4 与 CD8 为 T 细胞的谱系标志，CD28 为 T 细胞的共刺激分子。

2．A　B 细胞通过 mIg 识别抗原介导体液免疫应答，mIg 是 B 细胞的特征分子。

3．D　CD19/CD21/CD81 以非共价键组成 BCR 共受体复合物。

4．E　B 细胞可识别游离的抗原，不需要经过抗原提呈过程。

5．E　CD40 为 B 细胞的共刺激分子，CD28 为 T 细胞的共刺激分子。

6．A　具有“抗原特异性受体”的只有 B 细胞（BCR）和 T 细胞（TCR）。浆细胞在其分化过程中 mIg 丢失。

7．A　禽类法氏囊为中枢免疫器官，为 B 细胞发育场所。

8．D　B 细胞根据 CD5 分子分为 $CD5^+$ 的 B1 细胞和 $CD5^-$ 的 B2 细胞两个亚群。

9．E　B1 细胞主要产生 IgM。

10．D　BCR 复合物由 BCR 与 CD79（CD79a/CD79b 二聚体）组成，其中 BCR 胞内段极短，而 CD79 分子胞内较长且含有 ITAM 基序，负责胞内信号的转导。

11．B　B 细胞在发育过程中表达 mIg 的顺序是先表达 IgM，再表达 IgD（成熟标志）。IgA、IgE、IgG 在成熟 B 细胞识别抗原并发生类别转换后才表达。

12．B　B 细胞数量占外周淋巴细胞总数的 20% 左右。

13．E　B 细胞在发育过程中不需要依赖于抗原，否则会被克隆清除。一旦发育成熟，需要在抗原的刺激下活化、增殖。

14．E　成熟 B 细胞在外周淋巴器官生发中心接受抗原刺激后，BCR 的 CDR 的基因序列发生点突变，从而导致抗体的亲和力成熟，且进一步增加抗体的多样性。

15．D　经典免疫学理论认为，胚系基因重排现象仅在 B 细胞及 T 细胞发育过程中出现，这是 BCR、TCR 多样性的重要机制。

16．D　专职抗原提呈细胞组成性表达 MHC Ⅱ类分子，共刺激分子和黏附分子，具有直接摄取、加工和提呈抗原的能力，主要包括 DC，单核 / 巨噬细胞，B 细胞。非专职性 APC 通常不表达或低表达 MHC Ⅱ类分子（但可诱导表达），如内皮细胞、上皮细胞、成纤维细胞等。

17．D　B 细胞在再次免疫应答过程中起主要作用的 APC。

18．A　人 κ 轻链基因群位于 2 号染色体。

19．C　人 Ig 重链基因群位于 14 号染色体。

20．E　B1 细胞主要产生 IgM 为主的天然抗体。

B 型题

1．A　CD3 为 T 细胞的谱系标志分子之一。

2．D　DC 细胞为专职性 APC，组成性表达 MHC Ⅱ类分子。

3．C　KIR 为杀伤细胞免疫球蛋白样受体，表达于 NK 细胞。

4．B　CD19/CD21/CD81 以非共价键组成 BCR 共受体复合物。

5．E　IL-2 又称 T 细胞生长因子，可促进 T 细胞增殖活化。

6．B　CD21 为 EBV 受体。

7．B　CD79 与 BCR 共同组成 BCR 复合物。

8．C　向 B 细胞内转导共刺激信号的分子是 CD40。CD40 为 B 细胞的共刺激分子，为 B 细胞的活化提供第二信号。

9．E　为 T 细胞提供共刺激信号的分子是 CK80。CD80、CD86 能够与 T 细胞表面的 CD28 作用，为 T 细胞活化提供第二信号。

10．B　补体 C3d 的受体是 CD21。CD21 又称 CR2，可结合 C3d。

三、问答题

1．简述抗体 /BCR 多样性产生的过程及其机制。

答：B 细胞抗原识别受体胚系基因在 B 细胞发育过程需要进行基因重排，将分隔开的基因片段重排形成 V-D-J（重链）或 V-J（轻链）连接，再与 C 基因片段连接，才能编码完整的 Ig 多肽链。BCR 的多样性主要在基因重排过程中产生。具体机制包括组合多样性、连接多样性、受体编辑和体细胞高频突变。

（1）组合的多样性：V、(D)、J 基因重排时，只能在众多的 V、(D)、J 基因片段中取 1 个，从而产生众多的 V 基因片段组合。

（2）连接多样性：不同基因片段进行组合时，片段之间的连接具有不稳定性，往往有插入、替换、核苷酸缺失等，从而产生新的序列。

（3）受体编辑：B 细胞识别自身抗原后未被清除，而是 RAG 基因重新活化，轻链 VJ 再次重排，替换掉自身反应性轻链，使 BCR 获得新的抗原特异性。受体编辑使 BCR 的多样性进一步增加。

（4）体细胞高频突变：成熟 B 细胞在外周淋巴器官生发中心接受抗原刺激后，BCR 的 CDR 的基因序列发生点突变，从而导致抗体的亲和力成熟，且进一步增加抗体的多样性。

2．简述 B 细胞表面表达的主要抗原分子及其免疫学功能。

答：B 细胞表面表达的主要抗原有：B 细胞抗原受体（BCR）复合物、B 细胞共受体、共刺激分子等。

（1）BCR 复合物：是 B 细胞表面最重要的分子，由识别和结合抗原的 mIg 和传递抗原刺激信号的 CD79（由 CD79a 和 CD79b 组合的二聚体）组成。mIg 是 B 细胞的表面标志，多以单体形式存在，但由于胞内很短而无法传递信号，需要 CD79 的辅助。CD79 胞内含有 ITAM 基序，可以募集下游信号分子转导抗原与 BCR 结合所产生的 B 细胞活化第一信号。

（2）B 细胞共受体：CD19/CD21/CD81 复合物，与 BCR 复合物非共价连接，促进 BCR 对抗原的识别及 B 细胞的活化。B 细胞共受体能增强 BCR 与抗原结合的稳定性，并与 CD79 共同传递 B 细胞活化的第一信号。

（3）共刺激分子：提供 B 细胞活化的第二信号（共刺激信号），主要由 Th 细胞和 B 细胞表面的共刺激分子相互作用产生。例如，CD40 组成性表达于成熟 B 细胞，其配体 CD40L 表达于活化的 T 细胞，CD40-CD40L 作用对于 B 细胞分化成熟与抗体产生起重要作用。活化 B 细胞表达高水平 CD80、CD86，与 T 细胞的 CD28 结合，为 T 细胞活化提供第二信号，而 CD80/CD86 与 T 细胞的 CTLA4 结合则可以抑制 T 细胞的活化。

3．简述 B 细胞的分群及其各自的功能。

答：外周成熟 B 细胞根据 CD5 分子的表达与否可以分为 $CD5^+$ 的 B1 细胞和 $CD5^-$ 的 B2 细胞两个亚群。B1 细胞主要产生低亲和力的 IgM，参与固有免疫；B2 细胞即为通常所说的 B 细胞，是参与适应性体液免疫的主要细胞。

B1 细胞占 B 细胞总数的 5% ～ 10%，主要定居腹膜腔、胸膜腔和肠道固有层中，在胚胎期即产生，具有自我更新能力。B1 细胞的 BCR 多样性远不如 B2 细胞，主要针对碳水化合物产生较强的应答，无需 Th 的辅助，不发生类别转换，一般为低亲和力 IgM，无明显外源性抗原刺激下可自发分泌针对微生物和某些自身抗原的 IgM。

B2 细胞是分泌抗体参与体液免疫应答的主要细胞。在抗原刺激和 Th 细胞辅助下，B2 细胞分化为浆细胞，产生大量抗体，执行体液免疫功能。初次免疫应答可产生记忆 B 细胞，再次接触抗原时快速分化为浆细胞，介导迅速的再次免疫应答。

B1、B2 细胞亚群的比较如下表：

性质	B1 细胞	B2 细胞
CD5 分子表达	+	－
更新方式	自我更新	骨髓产生
自发产生 Ig	高	低
针对的抗原	碳水化合物	蛋白质类
分泌的 Ig 类别	IgM ＞ IgG	IgG ＞ IgM
特异性	多反应性	特异性
体细胞高频突变	低 / 无	高
免疫记忆	少 / 无	有

第十章　T淋巴细胞

应试习题

一、名词解释

1．细胞毒T细胞（cytotoxic T lymphocyte，CTL）
2．T细胞受体（T cell receptor，TCR）
3．双阴性细胞（double negative cell，DN cell）
4．双阳性细胞（double positive，DP cell）
5．单阳性细胞（single positive，SP cell）
6．阳性选择（positive selection）
7．阴性选择（negative selection）
8．初始T细胞（naïve T cell）
9．记忆T细胞（memory T cell，Tm）
10．辅助T细胞（helper T cell，Th）
11．γδT细胞（γδT cell）
12．调节性T细胞（regulatory T cell，Treg）

二、选择题

A型题

1．T细胞不能（1998年执业医师资格考试题目）
  A．产生细胞因子
  B．直接杀伤靶细胞
  C．参与病毒的免疫应答
  D．介导ADCC效应
  E．诱导抗体的类别转换

2．只有T细胞才具有的表面标记为（1999年执业医师资格考试题目）
  A．识别抗原受体
  B．C3受体
  C．细胞因子受体
  D．CD3分子
  E．有丝分裂原受体

3．Th2细胞主要分泌（2002年执业医师资格考试题目）
  A．IFN-a
  B．IL-4
  C．IFN-γ
  D．IFN-β
  E．IL-2

4．动物新生期切除胸腺的后果是（2002年执业医师资格考试题目）
  A．细胞免疫功能缺陷，体液免疫功能正常
  B．细胞免疫功能正常，体液免疫功能缺陷
  C．细胞和体液免疫功能均不受影响
  D．细胞免疫功能缺陷，体液免疫功

能受损
E．机体造血和免疫功能均有损害
5．Th1 细胞主要分泌（2003 年执业医师资格考试题目）
A．IFN-γ
B．IL-4
C．IL-5
D．IL-6
E．IL-10
6．受 MHC 限制的是（2011 年执业医师资格考试题目）
A．CTL 杀伤病毒感染细胞
B．NK 细胞杀伤肿瘤细胞
C．巨噬细胞吞噬细胞
D．抗体结合病毒
E．树突状细胞摄取抗原
7．T 细胞表面最重要的标志是
A．CD2
B．CD3
C．CD4
D．CD14
E．CD28
8．属于 T 细胞表面共受体的分子是
A．CD2
B．CD3
C．CD4
D．CD14
E．CD28
9．TCR 可识别的抗原信号是
A．无需经过树突状细胞加工处理
B．必须是连续的氨基酸残基所组成的
C．具有一定的空间结构
D．没有自身的 MHC 限制性
E．游离的抗原分子
10．可以作为 T 细胞活化的协同刺激分子是
A．CD2
B．CD4
C．CD6
D．CD28
E．CD40
11．下列细胞中，有特异性抗原受体的是
A．T 淋巴细胞
B．肥大细胞
C．巨噬细胞
D．NK 细胞
E．中性粒细胞
12．下列细胞中，在胸腺中发育成熟的是
A．B 细胞
B．巨噬细胞
C．肥大细胞
D．T 细胞
E．红细胞
13．参与组成 TCR 复合体，并可向 T 细胞内转导抗原信号的分子是
A．CD2
B．CD3
C．CD4
D．CD8
E．CD28
14．下列细胞发育过程中，具有胚系基因重排现象的是
A．上皮细胞
B．中性粒细胞
C．肥大细胞
D．T 细胞
E．树突状细胞
15．组成 CD3 分子的多肽链共有
A．2 种
B．4 种
C．5 种
D．6 种
E．8 种
16．在 TCR 的 V 区中，互补决定区的数量是

A．2 个
B．3 个
C．4 个
D．5 个
E．10 个

17．T 细胞表面 CD2 分子的配体是
A．CD18
B．CD28
C．CD38
D．CD58
E．CD68

18．T 细胞在胸腺发育过程中，阴性选择
A．发生于细胞双阴性阶段
B．发生于细胞双阳性阶段
C．发生于细胞单阳性阶段
D．发育过程中的全部阶段
E．不会发生

19．能够诱导前 T 细胞增殖，并分化为 CD4/CD8 双阳性细胞的细胞因子是
A．IL-1
B．IL-4
C．IL-6
D．IL-7
E．IL-10

20．在胸腺中，T 细胞经历阳性选择后
A．失去了 MHC 限制性
B．产生了对自身抗原的耐受性
C．从双阳性细胞发育为单阳性细胞
D．直接迁出胸腺
E．分化成为 NKT 细胞

B 型题

（1 ~ 3 题共用备选答案）（2002 年执业医师资格考试题目）
A．KIR
B．KAR
C．TCR
D．MBL
E．CEA

1．可传递抑制信号的是
2．可结合抗原的是
3．可激活补体的是

（4 ~ 6 题共选答案）（2013 年执业医师资格考试题目）
A．NK 细胞
B．B 细胞
C．肥大细胞
D．细胞毒性 T 细胞
E．浆细胞

4．具有特异性细胞毒作用的是
5．能分泌抗体的是
6．能提呈外源性抗原的是

（7 ~ 10 题共用备选答案）
A．CD2
B．CD3
C．CD4
D．CD28
E．CD40L

7．成熟 T 细胞的表面标志是
8．可结合绵羊红细胞的分子是
9．稳定 MHC Ⅱ类分子 - 抗原肽 -TCR 三元体结构的分子是
10．可为 B 细胞活化提供第二信号的 T 细胞膜分子是

三、问答题

1．简述 T 细胞在胸腺中两次选择的过程及其免疫学意义。
2．简述 T 细胞表面的主要标志分子及其免疫学功能。
3．简述 T 细胞的亚群及其各自的免疫学作用。

参考答案

一、名词解释

1．细胞毒 T 细胞（cytotoxic T lymphocyte，CTL）：CTL 表达 CD8，通常所称的 CD8+ T 细胞即 CTL，具有细胞毒作用。

2．T 细胞受体（T cell receptor，TCR）：负责 T 细胞抗原识别与结合的细胞膜分子，由两条不同肽链构成的异二聚体，根据所含肽链的不同，分为 TCRαβ 和 TCRγδ 两种。TCR 不能直接识别抗原，只能特异性识别 APC 或靶细胞表面提呈的抗原肽 -MHC 分子复合物（pMHC），且具有 MHC 限制性。TCR 胞内区较短，识别抗原所产生的活化信号由 CD3 转导到 T 细胞内。

3．双阴性细胞（double negative cell，DN cell）：T 细胞在胸腺发育过程中，依据 CD4 和 CD8 的表达可以分为 DN（双阴）、DP（双阳）、SP（单阳）三个阶段，其中 CD4-CD8- 细胞即为 DN 细胞。

4．双阳性细胞（double positive，DP cell）：T 细胞在胸腺发育过程中，依据 CD4 和 CD8 的表达可以分为 DN（双阴）、DP（双阳）、SP（单阳）三个阶段，其中 $CD4^+CD8^+$T 细胞即为 DP 细胞。

5．单阳性细胞（single positive，SP cell）：T 细胞在胸腺发育过程中，依据 CD4 和 CD8 的表达可以分为 DN（双阴）、DP（双阳）、SP（单阳）三个阶段，其中 $CD4^+CD8^-$T 细胞以及 $CD4^-CD8^+$T 细胞即为 SP 细胞。

6．阳性选择（positive selection）：在胸腺皮质中，未成熟 DP 细胞表达的随机多样特异性的 TCR 与胸腺上皮细胞表面的自身抗原肽 - 自身 MHC-Ⅰ类分子复合物或自身抗原 - 自身 MHC-Ⅱ类分子复合物相互作用。能以适当亲和力结合的 DP 细胞存活并获得 MHC 限制性；不能够结合或结合亲和力过高的 DP 细胞发生凋亡（凋亡细胞占 95% 以上）。阳性选择过程中，DP 细胞分化为 SP 细胞。

7．阴性选择（negative selection）：经过阳性选择的 SP 细胞在胸腺皮质髓质交界处及髓质区，与 DC、巨噬细胞等表面的自身抗原 -MHCⅠ类分子复合物或自身抗原 -MHCⅡ类分子复合物相互作用。高亲和力结合的 SP 细胞（即自身反应性 T 细胞）发生凋亡，少部分分化为调节性 T 细胞；不能结合的 SP 细胞存活为成熟 T 细胞并进入外周免疫器官。阴性选择的意义是清除自身反应性 T 细胞，保留多样性的抗原反应性 T 细胞，以维持 T 细胞的中枢免疫耐受。

8．初始 T 细胞（naïve T cell）：未接受过抗原刺激的成熟 T 细胞。处于细胞周期的 G0 期，存活期短，表达 CD45RA 和高水平的 CD62L，参与淋巴细胞再循环，主要功能是识别抗原，接受 DC 提呈的 pMHC 刺激而活化，并最终分化为效应 T 细胞和记忆 T 细胞。

9．记忆 T 细胞（memory T cell，Tm）：是对特异性抗原有记忆能力的长寿 T 细胞。人的 Tm 为 $CD45RA^-CD45RO^+$，而初始 T 细胞为 $CD45RA^+CD45RO^-$。Tm 在再次免疫应答中反应更为迅速。

10．辅助 T 细胞（helper T cell，Th）：通常所称的 $CD4^+$T 细胞即指 Th。根据所表达的特征性细胞因子的不同，Th 细胞可以进一步分 Th0、Th1、Th2、Th3、Th17、Tfh 等不同的亚群。

11．γδT 细胞（γδT cell）：为表达 TCRγδ 的 T 细胞，主要分布在皮肤和黏膜组织，识别抗原无 MHC 限制性，大多数为 $CD4^-CD8^-$，参与固有免疫应答。

12．调节性 T 细胞（regulatory T cell，Treg）：通常所称的 Treg 为 $CD4^+CD25^+FOXP3^+$ 的 T 细胞。FOXP3 为其特征性的转录因子，参与 Treg 的分化和功能。Treg 主要发挥免疫负调控作用，包括自然调节性 T 细胞和诱导性调节性 T 细胞。

二、选择题

A 型题

1．D　ADCC 即抗体依赖的细胞介导的细胞毒作用，主要由 NK、巨噬细胞、中性粒细胞等介导。

2．D　CD3 为 T 细胞的谱系标志，与 TCR 一起形成 TCR-CD3 复合体，负责抗原识别及信号转导。

3．B　Th 细胞根据分泌的特征性细胞因子可以划分为不同的亚群，如表达 IFN-γ 的 Th1，表达 IL-4 的 Th2，表达 IL17 的 Th17 等。

4．D　胸腺是 T 细胞分化发育的场所，T 细胞介导细胞免疫应答且对体液免疫应答具有辅助作用，例如为 B 细胞提供活化的第二信号，促进抗体的类别转换等。动物新生期切除胸腺，T 细胞无法发育，细胞免疫功能缺陷，体液免疫功能受损。

5．A　Th 细胞根据分泌的特征性细胞因子可以划分为不同的亚群，如表达 IFN-γ 的 Th1，表达 IL-4 的 Th2，表达 IL17 的 Th17 等。

6．A　T 细胞在胸腺发育过程中，从 DN 细胞到 DP 细胞发育过程中经历阳性选择而获得 MHC 的限制性。其他免疫细胞均没有 MHC 限制性现象。

7．B　CD3 为 T 细胞的谱系标志，与 TCR 一起形成 TCR-CD3 复合体，负责抗原识别及信号转导。

8．C　CD4 和 CD8 是 TCR 的共受体，在 T 细胞与 APC 特异性结合后，CD4 和 CD8 可以分别识别和结合 APC 或靶细胞表面的 MHCⅡ类分子或 MHCⅠ类分子，增强 TCR 与 pMHC 结合的亲和力和 TCR 的信号转导。

9．B　TCR 无法直接识别天然形式的抗原，必须经过抗原加工和提呈后以 pMHC 的方式识别，且具有 MHC 限制性。

10．D　CD28 为 T 细胞活化的共刺激分子，提供 T 细胞活化的第二信号。

11．A　有特异性抗原受体的细胞包括 T 细胞和 B 细胞；参与固有免疫应答的细胞如肥大细胞、NK 细胞、粒细胞等均不表达抗原特异性受体。

12．D　只有 T 细胞在胸腺（中枢免疫器官）中发育；其他细胞在骨髓中发育。

13．B　CD3 为 T 细胞的谱系标志，与 TCR 一起形成 TCR-CD3 复合体，负责抗原识别及信号转导。TCR 胞内区短，无法传递抗原活化信号。CD3 分子胞内含 ITAM 基序，负责传递抗原信号。

14．D　T 细胞及 B 细胞在发育过程中，TCR 及 BCR 编码基因会发生重排，从而使得抗原识别受体具有极为丰富的多样性。

15．C　CD3 分子包含 5 条多肽链，分别由 5 个不同的基因编码。

16．B　TCR 的 V 区具有 3 个互补决定区（CDR），CDR1~3，是 TCR 识别 pMHC 的功能区。

17．D　CD2 又称淋巴细胞功能相关抗原（LFA-2），配体为 LFA-3（CD58）。

18．C　经过阳性选择的 SP 细胞在胸腺皮质髓质交界处及髓质区，与 DC、巨噬细胞等表面的自身抗原 -MHC Ⅰ类分子复合物或自身抗原 -MHC Ⅱ类分子复合物相互作用，高亲和力结合的 SP 细胞（即自身反应性 T 细胞）发生凋亡，从而清除自身反应性 T 细胞。

19．D　Pre-T 细胞在 IL-7 作用下增殖活跃，并表达 CD4 和 CD8，细胞进入 DP 细胞阶段。

20．C　在胸腺皮质中，未成熟 DP 细胞表达的随机多样特异性的 TCR 与胸腺上皮细胞表面的自身抗原肽 - 自身 MHC Ⅰ类分子复合物或自身抗原 - 自身 MHC-Ⅱ类分子复合物相互作用，即阳性选择过程。能以适当亲和力结合的 DP 细胞存活并获得 MHC 限制性；不能够结合或结合亲和力过高的 DP 细胞发生凋亡（凋亡细胞占 95% 以上）。阳性选择过程中，与Ⅰ类分子结合的 DP 细胞 CD8 表达水平升高，CD4 表达水平降低直至丢失；与Ⅱ类分子结合的 DP 细胞 CD4 表达水平升高，而 CD8 表达水平降低直至丢失。所以，阳性选择使得 DP 细胞分化为 SP 细胞。

B 型题

1．A　杀伤细胞免疫球蛋白样受体（KIR）根据其胞外 Ig 样结构域的个数分为 KIR2D 和 KIR3D 两个亚类。其中，胞内区较长的 KIR2DL 和 KIR3DL 胞内含有 ITIM 基序，可以转导抑制信号，是 NK 细胞的抑制性受体。

2．C　TCR 为 T 细胞的抗原识别受体。

3．D　MBL 即甘露糖结合凝集素，能够识别病原体表面糖结构，活化补体的凝集素途径。

4．D　细胞毒性 T 细胞通过 TCR 识别靶细胞 MHC Ⅰ类分子提呈的抗原肽，因而具有特异性的细胞毒作用。

5．E　浆细胞即抗体形成细胞，是 B 细胞的终末分化细胞。

6．B　专职性抗原提呈细胞如 DC、B 细胞、单核 / 巨噬细胞均能够提呈外源性抗原。

7．B　CD3 表达于所有成熟 T 细胞，为 T 细胞的谱系标志。

8．A　CD2 是绵羊红细胞受体。

9．C　CD4 和 CD8 是 TCR 的共受体，在 T 细胞与 APC 特异性结合后，CD4 和 CD8 可以分别识别和结合 APC 或靶细胞表面的 MHC Ⅱ类分子或 MHC Ⅰ类分子，增强 TCR 与 pMHC 结合的亲和力和 TCR 的信号转导。

10．E　T 细胞表面的 CD40L 与 B 细胞表面 CD40 结合，为 B 细胞活化的第二信号。

三、问答题

1．简述 T 细胞在胸腺中两次选择的过程及其免疫学意义。

答：T 细胞在胸腺中需要经历阳性选择（positive selection）和阴性选择（negative selection），成为能够特异性识别 pMHC 的初始 T 细胞，进入外周 T 细胞库。阳性选择是指在胸腺皮质中，未成熟 DP 细胞表达的随机多样特异性的 TCR 与胸腺上皮细胞表面的自身抗原肽 - 自身 MHC-Ⅰ类分子复合物或自身抗原 - 自身 MHC-Ⅱ类分子复合物相互作用。能以适当亲和力结合的 DP 细胞存活并获得 MHC 限制性；不能够结合或结合亲和力过高的 DP 细胞发生凋亡（凋亡细胞占 95% 以上）。阳性选择过程中，与Ⅰ类分子结合的 DP 细胞 CD8 表达水平升高，CD4 表达水平降低直至丢失；与 MHC- Ⅱ类分子结合的 DP 细胞的 CD4 表达水平升高，而 CD8 表达水平降低直至丢失。所以，阳性选择使得 T 细胞获得 MHC 限制性并分化为 SP 细胞。

经过阳性选择的 SP 细胞在胸腺皮质髓质交界处及髓质区，与 DC、巨噬细胞等表面的自身抗原 -MHC Ⅰ类分子复合物或自身抗原 -MHC Ⅱ类分子复合物相互作用，即阴性选择（negative selection）。高亲和力结合的 SP 细胞（即自身反应性 T 细胞）发生凋亡，少部分分化为调节性 T 细胞；不能结合的 SP 细胞存活为成熟 T 细胞并进入外周免疫器官。阴性选择的意义是清除自身反应性 T 细胞，保留多样性的抗原反应性 T 细胞，以维持 T 细胞的中枢免疫耐受。

2．简述 T 细胞表面的主要标志分子及其免疫学功能。

答：T 细胞的表面分子主要包括 TCR-CD3 复合物、CD4、CD8、共刺激分子、丝裂原受体及其他表面分子等，它们参与 T 细胞识别抗原，活化、增殖、分化以及效应功能的发挥，有些还是 T 细胞亚群的重要标志。

（1）TCR：T 细胞通过 TCR 识别抗原，但不能直接识别抗原表面的表位，只能特异识别 APC 或靶细胞表面提呈的抗原肽 -MHC 分子复合物（pMHC）。TCR 由两条不同肽链构成的异二聚体，即 TCRαβ 或 TCRγδ，它们胞内区都很短，不具备转导活化信号的功能。TCR 与 CD3 分子形成复合物，CD3 胞内较长且含有 ITAM 基序，能够将 TCR 识别抗原所产生的活化信号转导到 T 细胞内。

（2）CD4 及 CD8：成熟 T 细胞只表达 CD4 或 CD8，即 $CD4^+$ T 细胞或 $CD8^+$ T 细胞。CD4 和 CD8 是 TCR 的共受体，在 T 细胞与 APC 特异性结合后，CD4 和 CD8 可以分别识别和结合 APC 或靶细胞表面的 MHC Ⅱ类分子或 MHC Ⅰ类分子，增强 TCR 与 pMHC 结合的亲和力和 TCR 的信号转导。

（3）共刺激分子：为 T 细胞完全活化提供共刺激信号（或第二信号）的表面分子及其配体。只有完全活化的 T 细胞才能进一步分泌细胞因子和表达细胞因子受体，在细胞因子作用下增殖和分化。没有共刺激信号，T 细胞不能活化而克隆失能。例如，T 细胞表面的 CD28 与 APC 表面的 CD80、CD86 结合，可诱导抗凋亡蛋白的表达，促进 IL-2 的合成，从而促进 T 细胞存活、增殖和分化。活化 T 细胞表达 ICOS，与 ICOSL 结合，调节活化 T 细胞细胞因子的产生并促进 T 细胞增殖。CTLA-4（配体为 CD80、CD86）以及 PD-1（配体为 PD-L1、PD-L2）表达于活化 T 细胞，胞内含 ITIM 基序，抑制 T 细胞的增殖、分化及细胞因子产生。其他共刺激信号还包括 CD2（LFA-2）与 LFA-3、CD40L 与 CD40 等之间的相互作用。

（4）丝裂原受体：如刀豆蛋白 A（Con A）、植物血凝素（PHA），可非特异性直接诱导静息 T 细胞活化和增殖。此外，T 细胞还表达细胞因子受体、趋化因子受体等，参与其效应功能。

3．简述 T 细胞的亚群及其各自的免疫学作用。

答：T 细胞具有高度的异质性，按照不同的分类方法，可以分为若干亚群。

（1）根据活化阶段可以分为初始 T 细胞、效应 T 细胞和记忆 T 细胞。初始 T 细胞是未接触过抗原的成熟 T 细胞，参与淋巴细胞再循环，主要功能是识别抗原，并最终分化为效应 T 细胞和记忆 T 细胞。效应 T 细胞是行使免疫效应的主要细胞。记忆 T 细胞（Tm）寿命长，接受相同抗原刺激后可迅速活化，并分化为效应 T 细胞，介导再次免疫应答。Tm 参与淋巴细胞再循环，没有抗原或 MHC 分子的刺激，Tm 仍可长期存活，通过自发增殖维持一定数量。

（2）根据 TCR 的类别（TCRαβ 或 TCRγδ），T 细胞可以分为 αβT 细胞及 γδT 细胞，前者即通常所说的 T 细胞，占脾、淋巴结和循环 T 细胞的 95% 以上。γδT 细胞主要分布于皮肤和黏膜组织，识别抗原无 MHC 限制性，大多数为 $CD4^-CD8^-$，少数表达 CD8，参与固有免疫应答。γδT 细胞具有抗感染和抗肿瘤作用，可杀伤病毒或细胞内细菌感染的靶细胞，以及免疫调节作用。

（3）根据 CD4 及 CD8 的表达与否，T 细胞可以分为 $CD4^+$ T 细胞和 $CD8^+$T 细胞。$CD4^+$T 细胞受自身 MHC Ⅱ类分子限制，活化后分化为 Th 细胞，少数 $CD4^+$ T 细胞具有细胞毒作用和免疫抑制作用。$CD8^+$T 细胞受自身 MHC Ⅰ类分子限制，活化后分化为细胞毒性 T 细胞（CTL），具有细胞毒作用，可以特异性杀伤靶细胞。

（4）根据功能特征，T 细胞可以分为 Th 细胞、CTL 和调节性 T 细胞，实际上是初始 T 细胞分化成的效应细胞。以 Th 细胞为例，均表达 CD4，通常所称的 $CD4^+$T 细胞即 Th，未受抗原刺激的初始 $CD4^+$T 细胞为 Th0，其可以向不同效应 Th 细胞分化，如 Th1、Th2、Th17、Tfh 等，具有不同的细胞因子谱。Th1 主要分泌 IFN-γ、TNF、IL-2 等，发挥细胞免疫效应，同时抑制 Th2 增殖；Th2 主要分泌 IL-4、IL-5、IL-10、IL-13 等，发挥体液免疫的作用，同时抑制 Th1 的增殖。Th17 主要分泌 IL-17A、IL-17F、IL-21、IL-22、IL-26 等，参与固有免疫和某些炎症的发生。Tfh 存在于外周免疫器官的淋巴滤泡中，主要分泌 IL-21，在 B 细胞分化为浆细胞，产生抗体和 Ig 类别转换中发挥重要作用。此外，Treg，即通常指 $CD4^+CD25^+FOXP3^+$ 的 T 细胞，主要发挥免疫负调控作用，可以抑制靶细胞活化、抑制免疫应答，在免疫耐受、自身免疫病、感染性疾病、器官移植及肿瘤等多种疾病中发挥重要作用。

第十一章　抗原提呈细胞与抗原的加工及提呈

应试习题

一、名词解释

1．抗原提呈细胞（antigen-presenting cell，APC）
2．树突状细胞（dendritic cell，DC）
3．专职性抗原提呈细胞（professional antigen-presenting cell）
4．非专职性抗原提呈细胞（non-professional antigen-presenting cell）
5．滤泡树突状细胞（follicular dendritic cell，FDC）
6．朗格汉斯细胞（Langerhans cell，LC）
7．并指状树突状细胞（interdigitating dendritic cell，IDC）
8．抗原加工（antigen processing）
9．抗原提呈（antigen presentation）
10．外源性抗原（exogenous antigen）
11．内源性抗原（endogenous antigen）
12．低分子量多肽 / 巨大多功能蛋白酶体（low molecule peptide / large multifunctional proteasome，LMP）
13．Ia 相关恒定链（Ia-associated invariant chain，Ii）
14．MHC Ⅱ类小室（MHC class Ⅱ compartment，MⅡC）
15．MHC Ⅱ类分子相关的恒定链多肽（classⅡ-associated invariant chain peptide，CLIP）
16．交叉提呈（cross-presentation）

二、选择题

A 型题

1．在免疫应答中，巨噬细胞（1999 年执业医师资格考试题目）
A．产生抗体
B．表达 TCR
C．产生细胞因子
D．表达 CD3 分子
E．发生基因重排

2．在初次免疫应答过程中，最重要的抗原提呈细胞是
A．中性粒细胞
B．红细胞
C．树突状细胞
D．B 细胞
E．肥大细胞

3．下列抗原中，属于内源性抗原的包括
A．大肠杆菌
B．乙肝疫苗
C．白喉外毒素
D．癌胚抗原

E．葡萄球菌蛋白 A

4．下列描述中，符合成熟树突状细胞特点的是

A．抗原加工能力特别强

B．低表达 MHC Ⅱ类分子

C．低表达共刺激分子

D．包括皮肤的朗格汉斯细胞

E．能有效地激活 T 细胞

5．下列描述中，符合 Ia 相关抗原恒定链特点的是

A．在 MHC Ⅱ类小室中降解

B．为一个六聚体分子

C．抑制 MHC Ⅱ类分子的组装

D．促进 MHC Ⅱ类分子在 ER 内与内源性多肽结合

E．抑制 MHC Ⅱ类分子转运到 MHC Ⅱ类小室

6．下列分子中，可与 MHC Ⅱ类分子结合的是

A．CD2

B．CD3

C．CD4

D．CD5

E．CD8

7．可以在 ER 上形成孔道，帮助细胞质基质中的抗原肽进入 ER 的是

A．TAP

B．β2 微球蛋白

C．钙联蛋白

D．LMP

E．HSP70

8．TAP 是一种跨膜蛋白，其具有的跨膜区数量是

A．1 个

B．3 个

C．4 个

D．6 个

E．7 个

9．抗原提呈细胞表面提呈脂类抗原的分子是

A．CD1

B．CD2

C．CD14

D．CD40

E．CD80

10．主要向 NKT 细胞提供脂类抗原信号的分子是

A．CD1a

B．CD1b

C．CD1c

D．CD1d

E．CD1e

B 型题

（1 ~ 5 题共用备选答案）

A．MHC Ⅰ类分子

B．MHC Ⅱ类分子

C．LMP

D．TAP

E．CLIP

1．主要提呈内源性抗原信号的是

2．主要提呈外源性抗原信号的是

3．可降解内源性蛋白抗原的是

4．可将抗原肽转运入 ER 的是

5．由 Ii 链降解形成的是

三、问答题

1．简述抗原提呈细胞的分类及其功能。

2．专职性抗原提呈细胞有哪些？请简述其各自的功能。

3．分别简述内源性抗原和外源性抗原加工提呈的过程以及交叉提呈的机制。

4．简述脂类抗原加工提呈的途径及特点。

5．简述 Ii 的主要功能。

参考答案

一、名词解释

1．抗原提呈细胞（antigen-presenting cell，APC）：是指能摄取、加工、处理抗原并以pMHC的形式将抗原肽提呈给T细胞的一类细胞。在机体的免疫识别、免疫应答与免疫调节中起重要作用。

2．树突状细胞（dendritic cell，DC）：是一类成熟时具有许多树突样突起，能够识别、摄取和加工外源性抗原并将抗原肽提呈给初始T细胞，诱导T细胞活化增殖的、功能最强的抗原提呈细胞。DC不但参与固有免疫应答，还是连接固有免疫和适应性免疫的桥梁，是机体适应性免疫应答的始动者。

3．专职性抗原提呈细胞（professional antigen-presenting cell）：包括树突状细胞、单核/巨噬细胞和B淋巴细胞，它们组成性表达MHC Ⅱ类分子、共刺激分子和黏附分子，具有直接摄取、加工和提呈抗原的能力。

4．非专职性抗原提呈细胞（non-professional antigen-presenting cell）：包括内皮细胞、上皮细胞成纤维细胞及间皮细胞等多种细胞，它们通常不表达或低表达MHC Ⅱ类分子，但在炎症情况下或细胞因子诱导下，可被诱导表达MHC Ⅱ类分子、共刺激分子，故抗原提呈能力较弱。

5．滤泡树突状细胞（follicular dendritic cell，FDC）：主要分布于淋巴结及黏膜淋巴组织中的生发中心内，成树突状形态但不表达MHC Ⅱ类分子，不具备抗原提呈能力，不属于DC。FDC高表达Fc受体和补体受体，结合抗原-抗体复合物或抗原-抗体-补体复合物后可形成串珠样小体供B细胞识别或内吞。在激发体液免疫应答及产生和维持记忆B细胞中起到十分关键的作用。

6．朗格汉斯细胞（Langerhans cell，LC）：分布于皮肤表皮基底层和棘细胞之间的未成熟DC，高表达FcR、CR和病原体受体，胞质内有Birbeck颗粒，摄取和加工抗原的能力较强，提呈抗原的能力较弱。

7．并指状树突状细胞（interdigitating dendritic cell，IDC）：又称交错树突状细胞，分布于次级淋巴组织和胸腺髓质中的T细胞区，属于成熟DC，表面有许多树突样突起，低表达模式识别受体，识别、摄取和加工抗原能力弱，高表达MHC Ⅱ类分子和共刺激分子，抗原提呈能力强。

8．抗原加工（antigen processing）：也称抗原处理，是APC将摄取入胞内的外源性抗原或者胞内自身产生的内源性抗原降解并加工成一定大小的多肽片段，使抗原肽适合与MHC分子结合，抗原肽-MHC分子复合物再转运到细胞表面的过程。

9．抗原提呈（antigen presentation）：是表达于APC表面的抗原肽-MHC分子复合物被T细胞识别，从而将抗原肽提呈给T细胞，诱导T细胞活化的过程。

10．外源性抗原（exogenous antigen）：来自细胞外的抗原，如被吞噬细胞吞噬的细菌、细胞、蛋白质抗原等，需经过抗原提呈细胞摄取至细胞内才能被加工、处理并以抗原肽－MHC Ⅱ类复合物的方式提呈给 $CD4^{+}T$ 细胞。

11．内源性抗原（endogenous antigen）：细胞内合成的抗原如被病毒感染细胞合成的病毒蛋白和肿瘤细胞内合成的蛋白，和某些细胞内的自身抗原等，内源性抗原在细胞内合成后直接被细胞加工、处理并以抗原肽－ MHC Ⅰ类复合物的方式提呈给 $CD8^{+}T$ 细胞。

12．低分子量多肽 / 巨大多功能蛋白酶体（low molecule peptide / large multifunctional proteasome，LMP）：指免疫蛋白酶体（26S）中具有酶活性的 β 亚单位，可将内源性蛋白降解为 6 ～ 30 个氨基酸残基大小的、C 端多为碱性或疏水氨基酸的抗原肽，有利于其与 MHC Ⅰ类分子的抗原肽槽结合。

13．Ia 相关恒定链（Ia-associated invariant chain，Ii）：可与 MHC Ⅱ类分子的 α 链和 β 链结合形成 $(\alpha\beta Ii)_3$ 九聚体。主要功能是促进 MHC Ⅱ类分子的 α 链和 β 链组装与折叠及二聚体的形成，阻止 MHC Ⅱ类分子在 ER 内与其他内源性多肽结合，促进 MHC Ⅱ类分子转运到 MⅡC。

14．MHC Ⅱ类小室（MHC class Ⅱ compartment，MⅡC）：位于胞质中的一种富含 MHC Ⅱ类分子的溶酶体样细胞器。与吞噬溶酶体融合后，使在吞噬溶酶体降解的含 10 ～ 30 个氨基酸的短肽与 MHC Ⅱ类分子更好地结合。

15．MHC Ⅱ类分子相关的恒定链多肽（class Ⅱ-associated invariant chain peptide，CLIP）：在 MⅡC 腔内 Ii 被降解后残留在 MHC Ⅱ类分子的抗原肽结合槽内的一小片段。

16．交叉提呈（cross-presentation）也称交叉致敏，是指 APC 能够将摄取、加工的外源性抗原通过 MHC Ⅰ类分子途径提呈给 $CD8^{+}T$ 细胞，或将内源性抗原通过 MHC Ⅱ类途径提呈给 $CD4^{+}T$ 细胞。该提呈并不是抗原提呈的主要方式，也不涉及 MHC 分子的合成。

二、选择题

A 型题

1．C　产生抗体的是 B 细胞，表达 TCR 和 CD3 分子的是 T 细胞，B 细胞和 T 细胞会发生基因重排，而巨噬细胞产生细胞因子能力很强。

2．C　在初次免疫应答过程中，最重要的抗原提呈细胞是树突状细胞。因为 DC 可同时提供抗原肽 -MHC 分子复合物以及 CD80、CD86、CD40 等共刺激分子双信号直接激活初始 T 细胞。

3．D　内源性抗原是细胞内合成的抗原，如被病毒感染细胞合成的病毒蛋白和肿瘤细胞内合成的蛋白，和某些细胞内的自身抗原等。癌胚抗原在肿瘤细胞内合成。

4．E　成熟树突状细胞特点是表面有许多树突样突起，低表达模式识别受体，识别、摄取和加工抗原能力弱，高表达 MHC Ⅱ类分子和共刺激分子，抗原提呈能力强。DC 可同时提供抗原肽 -MHC 分子复合物以及 CD80、CD86、CD40 等共刺激分子双信号，能有效地激活 T 细胞。

5．A　Ia 相关恒定链，可与 MHC Ⅱ类分子的 α 链和 β 链结合形成 $(\alpha\beta Ii)_3$ 九聚体。

主要功能是：①促进 MHC Ⅱ类分子的 α 链和 β 链组装与折叠及二聚体的形成；②阻止 MHC Ⅱ类分子在 ER 内与其他内源性多肽结合；③促进 MHC Ⅱ类分子转运到 MⅡC。在 MHC Ⅱ类小室中降解为 CLIP。

6．C　外源性抗原主要通过 MHC Ⅱ类分子途径提呈给 $CD4^{+}T$ 细胞，内源性抗原主要通过 MHC Ⅰ类分子途径提呈给 $CD8^{+}T$ 细胞。

7．A　内源性抗原的加工与转运过程中，细胞内蛋白首先与泛素结合，泛素化蛋白呈线性进入胞质内蛋白酶体而被降解。降解的抗原肽经 ER 上的 TAP 转运到 ER 腔内与新组装的 MHC Ⅰ分子结合。TAP 是由两个 6 次跨膜蛋白 TAP1 和 TAP2 组成的异二聚体，共同在 ER 膜上形成孔道。

8．D　TAP 是由两个 6 次跨膜蛋白 TAP1 和 TAP2 组成的异二聚体，共同在 ER 膜上形成孔道。

9．A　脂类抗原可结合 APC 表面的 CD1 分子而被提呈。CD1 有五个成员，均属 MHC Ⅰ类样分子，与 β2m 结合成复合物。

10．D　CD1 有五个成员，均属 MHC Ⅰ类样分子，与 β2m 结合成复合物。CD1a-c 主要将不同的脂类抗原提呈给特定 T 细胞，介导对病原微生物的适应性免疫应答。CD1d 主要将脂类抗原提呈给 NKT 细胞参与固有免疫应答。

B 型题

1．A　内源性抗原主要通过 MHC Ⅰ类分子途径加工与提呈。

2．B　外源性抗原主要通过 MHC Ⅱ类分子途径加工与提呈。

3．C　内源性蛋白主要通过蛋白酶体降解。LMP 是蛋白酶活性强的免疫蛋白酶体（26S）的 β 亚单位。

4．D　内源性抗原的加工与转运过程中，细胞内蛋白首先与泛素结合，泛素化蛋白呈线性进入胞质内蛋白酶体而被降解。降解的抗原肽经 ER 上的 TAP 转运到 ER 腔内与新组装的 MHC Ⅰ分子结合。

5．E　CLIP 是在 MⅡC 腔内 Ii 被降解后残留在 MHC Ⅱ类分子的抗原肽结合槽内的一小片段。

三、问答题

1．简述抗原提呈细胞的分类及其功能。

答：抗原提呈细胞是指能摄取、加工、处理抗原并以抗原肽 -MHC 分子复合物的形式将抗原肽提呈给 T 细胞的一类细胞。在机体的免疫识别、免疫应答与免疫调节中起重要作用。主要分为两类：

（1）专职性抗原提呈细胞：包括树突状细胞、单核 / 巨噬细胞和 B 淋巴细胞，它们组成性表达 MHC Ⅱ类分子、共刺激分子和黏附分子，具有直接摄取、加工和提呈抗原的能力。

（2）非专职性抗原提呈细胞：包括内皮细胞、上皮细胞成纤维细胞及间皮细胞等多种细胞，它们通常不表达或低表达 MHC Ⅱ类分子，但在炎症情况下或细胞因子诱导下，可被诱导表达 MHC Ⅱ类分子、共刺激分子，故抗原提呈能力较弱。

2．专职性抗原提呈细胞有哪些？请简述其各自的功能。

答：专职性抗原提呈细胞包括树突状细胞、单核 / 巨噬细胞和 B 淋巴细胞，它们组成性表达 MHC Ⅱ类分子、共刺激分子和黏附分子，具有直接摄取、加工和提呈抗原的能力。

（1）树突状细胞：成熟时具有许多树突样突起，能够识别、摄取和加工外源性抗原并将抗原肽提呈给初始 T 细胞并诱导 T 细胞活化增殖，是功能最强的抗原提呈细胞。其功能如下：①识别、摄取和加工抗原，参与固有免疫；②抗原提呈与免疫激活作用：DC 同时提供抗原肽 -MHC 分子复合物以及 CD80、CD86、CD40 等共刺激分子直接激活初始 T 细胞；③免疫调节作用：通过分泌细胞因子或直接接触的形式；④免疫耐受的诱导与维持：主要是未成熟 DC，比如胸腺内 DC 参与阴性选择，诱导中枢耐受。

（2）单核 / 巨噬细胞：表达多种受体（包括补体受体、Fc 受体、清道夫受体、模式识别受体），通过胞饮作用、吞噬作用、受体介导的内吞作用等摄取抗原物质，吞噬和清除病原体。

（3）B 细胞：主要参与体液免疫应答，作为专职 APC 将抗原肽 -MHC Ⅱ分子复合物提呈给 Th 细胞，活化的 Th 细胞提供 B 细胞活化的第二信号，使 B 细胞增殖、分化、产生抗体发挥体液免疫应答效应。

3．分别简述内源性抗原和外源性抗原加工提呈的过程以及交叉提呈的机制。

答：（1）内源性抗原的加工提呈过程：内源性抗原主要通过 MHC Ⅰ类分子途径加工与提呈，其过程如下①内源性抗原的加工与转运。细胞内蛋白首先与泛素结合，泛素化蛋白呈线性进入胞质内蛋白酶体而被降解；② MHC Ⅰ类分子的生成与组装；③抗原肽 -MHC Ⅰ分子复合物的形成与抗原提呈。总之内源性蛋白抗原被蛋白酶体降解后，与 TAP 结合并由 TAP 选择性地 8 ～ 12 个氨基酸的抗原肽转运至 ER 内，与 ER 内组装的 MHC Ⅰ类分子的抗原结合槽结合形成抗原肽 -MHC Ⅰ类分子复合物，再经高尔基体转运至细胞膜上，供 $CD8^{+}T$ 细胞识别。

（2）外源性抗原的加工提呈过程：外源性抗原主要通过 MHC Ⅱ类分子途径加工与提呈，其过程如下①外源性抗原的加工与转运；② MHC Ⅱ类分子的合成与转运；③ MHC Ⅱ类分子的组装与 抗原肽提呈。总之，外源性抗原被 APC 识别和摄取，在胞内形成内体或吞噬溶酶体，再与 MⅡC 融合，在 MⅡC 中抗原被降解成多肽。在 ER 中合成和组装的 $(MHC\ Ⅱ/Ii)_3$ 九聚体经高尔基体形成 MⅡC。Ii 链在 MⅡC 中被降解而将 CLIP 留于 MHC Ⅱ类分子的抗原肽结合槽中。在 HLA-DM 的作用下，抗原肽结合槽的 CLIP 被抗原肽所置换，形成稳定的抗原肽 -MHC Ⅱ类分子复合物，然后转运到 APC 膜表面，供 $CD4^{+}$ T 细胞识别。

（3）交叉提呈的机制：

1）外源性抗原交叉提呈的机制：①某些外源性抗原从内体或吞噬溶酶体中溢出进入胞质或者直接穿越细胞膜进入胞质；②溶酶体中形成的抗原肽通过胞吐作用被排出细胞外，然后与细胞膜表面的空载 MHC Ⅰ类分子结合而被提呈；③细胞表面 MHC Ⅰ类分子被重新内吞进入内体，新合成的 MHC Ⅰ类分子也可以进入内体，在内体中与细胞膜表面空载 MHC Ⅱ类分子结合为复合物。

2）内源性抗原交叉提呈的机制：①含有内源性抗原的细胞或凋亡小体被 APC 摄取，形成内体；②内源性抗原肽被释放出细胞外，然后与细胞膜空载 MHC Ⅱ类分子结合为复合物。

4．简述脂类抗原加工提呈的途径及特点。

答：脂类抗原可结合 APC 表面的 CD1 分子而被提呈。CD1 有五个成员，均属 MHC Ⅰ

类样分子，与 β2m 结合成复合物。CD1a ~ c 主要将不同的脂类抗原提呈给特定 T 细胞，介导对于病原微生物的适应性免疫应答。CD1d 主要将脂类抗原提呈给 NKT 细胞参与固有免疫应答。

脂类抗原的提呈没有明显的抗原加工过程，而主要通过 CD1 分子在细胞表面 - 吞噬体或内体 - 细胞表面的再循环过程中结合胞外的脂类抗原或结合进入内体的自身脂类抗原，再被运至细胞膜表面参与抗原提呈。其特点是：脂类抗原不是多肽，不能结合 MHC 分子，不能被 MHC 限制性 T 细胞识别。

5．简述 Ii 的主要功能。

答：Ii 称为 Ia 相关恒定链，可与 MHC Ⅱ类分子的 α 链和 β 链结合形成（αβIi）$_3$ 九聚体。主要功能是：①促进 MHC Ⅱ类分子的 α 链和 β 链组装与折叠及二聚体的形成；②阻止 MHC Ⅱ类分子在 ER 内与其他内源性多肽结合；③促进 MHC Ⅱ类分子转运到 MⅡC。

第十二章　T 淋巴细胞介导的适应性免疫应答

应试习题

一、名词解释

1．免疫突触（immunological synapse）
2．穿孔素（perforin）
3．颗粒酶（granzyme）
4．活化诱导的细胞死亡（activation-induced cell death，AICD）
5．细胞免疫应答（cellular immune response）
6．抗原识别（antigen recognition）
7．MHC 限制性（MHC restriction）

二、选择题

A 型题

1．免疫系统消除病毒感染细胞的主要机制是
A．诱导免疫抑制
B．诱导特异性 CTL 产生
C．上调 IL-10
D．诱导免疫耐受
E．下调 HLA 分子的表达

2．细胞免疫应答是一个连续的过程，可分为
A．两个阶段
B．三个阶段
C．四个阶段
D．五个阶段
E．六个阶段

3．T 细胞介导的免疫应答一般包括
A．识别、活化和效应三个阶段
B．增殖、分化和效应三个阶段
C．识别和效应两个阶段
D．只有即刻效应阶段
E．活化和效应两个阶段

4．T 细胞识别抗原信号的特点是
A．游离的完整抗原分子
B．由 MHC 分子提呈的抗原肽
C．内源性的损伤相关分子模式
D．病原相关分子模式
E．主要是脂类抗原

5．下列细胞因子中，对 T 细胞增殖最重要的是
A．IL-1
B．IL-2
C．IL-7
D．IL-8
E．IL-10

6．具有诱导 Th0 细胞分化为 Th17 细胞作用的细胞因子包括
A．IL-3
B．IL-4
C．IL-6
D．IL-8

E．IL-10

7．具有诱导 Th0 细胞分化为 Treg 细胞作用的细胞因子包括

A．IL-3
B．IL-4
C．IL-6
D．IL-8
E．IL-10

8．环孢素和 FK506 抑制免疫的机制是阻止 NFAT 入核，抑制

A．IL-2 基因的转录
B．IL-4 基因的转录
C．IL-6 基因的转录
D．IL-8 基因的转录
E．IL-10 基因的转录

9．下列细胞中，能通过特异性细胞毒作用杀伤靶细胞的是

A．中性粒细胞
B．NK 细胞
C．NKT 细胞
D．CTL
E．Th17 细胞

10．CTL 表面一般高表达

A．CD1
B．CD2
C．CD4
D．CD56
E．CD80

11．记忆性 T 细胞的标志是

A．$CD44^+$
B．$CD45RO^+$
C．$CD45RA^+$
D．$CD28^+$
E．$CD25^+$

12．具有诱导 Th0 细胞分化为 Tfh 细胞作用的细胞因子包括

A．IL-3
B．IL-8
C．IL-10
D．IL-12
E．IL-21

B 型题

（1 ～ 5 题共用备选答案）

A．Th1
B．Th2
C．Th17
D．Tfh
E．Treg

1．主要产生 IFN-γ 的是
2．可产生 IL-17 的是
3．辅助 B 细胞在生发中心的存活、增殖的是
4．参与抗寄生虫免疫的是
5．主要参与抑制性免疫调节过程的是

三、问答题

1．简述 T 细胞活化的双识别与双信号机制及其免疫学意义。
2．简述 T 细胞亚群的分群及各群 T 细胞的免疫学功能。
3．简述 CTL 杀伤靶细胞的机制及其生物学意义。
4．简述机体对效应 T 细胞的免疫调控机制及其意义。
5．简述记忆性 T 细胞形成的过程与意义。

参考答案

一、名词解释

1．免疫突触（immunological synapse）：又被称为T细胞突触（T cell synapse），是指T细胞在和抗原提呈细胞识别结合的过程中形成的，以多个TCR-pMHC Ⅱ为中央，周围环绕LFA-1-ICAM-1等共刺激分子的相对密闭的结合部位。

2．穿孔素（perforin）：主要表达于CTL和NK细胞中，结构类似于补体C9，在Ca^{2+}存在的情况下，多个穿孔素聚合成内径为16nm的孔道，有助于颗粒酶等细胞毒蛋白迅速进入细胞。

3．颗粒酶（granzyme）：主要表达于CTL和NK细胞中，是一种丝氨酸蛋白酶，进入靶细胞后通过激活凋亡相关的酶系统而诱导靶细胞凋亡。

4．活化诱导的细胞死亡（activation-induced cell death，AICD）：指免疫细胞活化并发挥免疫效应后，诱导的一种自发的细胞凋亡。活化T细胞表达FAS增加，与多种细胞表达的FASL结合，启动活化T细胞的凋亡信号，诱导细胞凋亡。AICD对机体清除自身反应性T细胞克隆，维持自身免疫耐受至关重要。

5．细胞免疫应答（cellular immune response）：T淋巴细胞介导的免疫应答也称细胞免疫应答，可分为三个阶段：①T细胞特异性识别抗原阶段；②T细胞活化、增殖和分化的阶段；③产生效应阶段。

6．抗原识别（antigen recognition）：初始T细胞的TCR与抗原提呈细胞（APC）表面的pMHC特异结合的过程，是T细胞特异性活化的第一步。

7. MHC限制性（MHC restriction）：TCR在特异性识别APC所提呈的抗原肽的过程中，必须同时识别与抗原多肽形成复合物的MHC分子，称为MHC限制性。MHC限制性的形成主要与T细胞发育过程中的阳性选择有关，它决定了任何T细胞仅识别由同一个体APC提呈的pMHC。

二、选择题

A型题

1．B　病毒进入机体后首先启动固有免疫系统，96h后激活适应性免疫系统。T细胞介导的细胞免疫应答对于清除病毒感染细胞尤为重要，其中$CD4^+$细胞主要分泌细胞因子，而$CD8^+$CTL主要发挥杀伤病毒感染细胞的作用。

2．B　T淋巴细胞介导的免疫应答也称细胞免疫应答，可分为三个阶段：①T细胞特异性识别抗原阶段；②T细胞活化、增殖和分化的阶段；③产生效应阶段。

3．A　T淋巴细胞介导的免疫应答也称细胞免疫应答，可分为三个阶段：①T细胞特异性识别抗原阶段；②T细胞活化、增殖和分化的阶段；③产生效应阶段。

4．B　抗原识别是初始T细胞的TCR与抗原提呈细胞（APC）表面的pMHC特异结合的过程。

5．B　IL-1 属于前炎症因子，IL-2 对 T 细胞增殖至关重要，IL-7 有助于胸腺细胞的存活，IL-8 是趋化因子，IL-10 是抑制性细胞因子。

6．C　具有诱导 Th0 细胞分化为 Th17 细胞作用的细胞因子有 IL-1β（人）、TGF-β（小鼠）、IL-6、IL-23。

7．E　具有诱导 Th0 细胞分化为 Treg 细胞作用的细胞因子有 IL-10、TGF-β，这些都是抑制性细胞因子。

8．A　环孢素和 FK506 抑制免疫的效应是抑制 T 细胞的增殖。IL-2 是促进 T 细胞增殖的重要细胞因子。NFAT 入核可结合到 IL-2 的启动子区。环孢素和 FK506 抑制 NFAT 入核，就可抑制 IL-2 的转录，从而抑制 T 细胞的增殖。

9．D　能通过细胞毒作用杀伤靶细胞的有 NK、NKT 和 CTL。本题强调的是特异性杀伤靶细胞。只有 CTL 识别 pMHC 才是特异性识别。

10．B　CD1 表达于 APC 表面，提呈脂类抗原。CD2 表达于所有 T 细胞表面。CD4 是 Th 细胞的标志，CD56 表达于 NK 细胞，CD80 表达于 APC 细胞。此题用排除法。

11．B　人 Tm 为 $CD45RO^{+}$ $CD45RA^{-}$。

12．E　具有诱导 Th0 细胞分化为 Tfh 细胞作用的细胞因子是 IL-21、IL-6。

B 型题

1．A　Th1 细胞主要产生 IFN-γ、IL2、LTα 等细胞因子，参与抗胞内病原体免疫。

2．C　Th17 可产生 IL-17、IL-22、IL21。

3．D　Tfh 主要位于生发中心，可辅助 B 细胞在生发中心的存活、增殖，促进 B 细胞向浆细胞分化、抗体类别转换和抗体亲和力成熟。

4．B　Th2 细胞主要辅助体液免疫应答，参与清除蠕虫、哮喘等变态反应。

5．E　Th1、Th2 和 Treg 均参与免疫调节，但 Treg 主要发挥抑制性效应。

三、问答题

1．简述 T 细胞活化的双识别与双信号机制及其免疫学意义。

答：（1）T 细胞活化的双识别包括 TCR 对抗原肽的识别和 TCR 对 MHC 的识别。

（2）T 细胞活化需要双信号：第一信号是 APC 上的 pMHC 和 T 细胞上的 TCR 的识别，由 CD3 分子向胞内传递信号，引起胞质区 ITAM 中酪氨酸磷酸化，启动激酶活化的信号传导分子级联反应，使 T 细胞初步活化。第二信号是 T 细胞与 APC 表面的多对共刺激分子相互作用产生的信号，包括 CD28、CTLA-4 和 CD80/86；PD-1 和 PD-L1/2，ICOS 和 ICOSL，CD40 和 CD40L 等。

（3）免疫学意义：一方面 T 细胞接受双信号刺激后发生增殖分化，最终发挥免疫学效应；另一方面，共刺激分子中有正性和负性两种，比如 CD28 介导正性刺激，CTLA 介导负性刺激。正负共刺激分子相互作用，使免疫应答有效地启动、适度效应和实时地终止。

2．简述 T 细胞亚群的分群及各群 T 细胞的免疫学功能。

答：效应 T 细胞根据其表面 CD4 和 CD8 的表达不同可分为两大类：

（1）$CD4^{+}$Th 细胞：根据其功能又可分为四个亚群：

1）$CD4^{+}$Th1 细胞：主要功能是一方面通过直接接触诱导 CTL 分化，另一方面通过释放细胞因子募集和活化单核 / 巨噬细胞和淋巴细胞，诱导细胞免疫应答。

2）$CD4^+$Th2 细胞：主要辅助体液免应答，并参与超敏反应性炎症。

3）$CD4^+$Th17 细胞：分泌 IL-17、IL-22、IL-21 等，刺激上皮细胞、内皮细胞、成纤维细胞和巨噬细胞等分泌多种细胞因子，诱导局部炎症。

4）$CD4^+$Tfh 细胞：分泌 IL-21，辅助 B 细胞在生发中心的存活、增殖，促进 B 细胞向浆细胞分化，抗体类别转换和抗体亲和力成熟。

（2）$CD8^+$CTL 细胞：主要通过穿孔素 / 颗粒酶途径和死亡受体途径高效特异地杀伤胞内病原体（病毒和胞内菌）感染细胞、肿瘤细胞等靶细胞，而不损害正常细胞。

3．简述 CTL 杀伤靶细胞的机制及其生物学意义。

答：CTL 主要杀伤感染了胞内寄生病原体（病毒、某些胞内寄生菌等）的宿主细胞、肿瘤细胞等，可识别 MHC Ⅰ类分子提呈的抗原。CTL 可高效、特异性地杀伤靶细胞，而不损害正常组织。

（1）CTL 主要通过两条途径杀伤靶细胞：其中穿孔素 / 颗粒酶途径介导非接触性杀伤过程，Fas/ FasL 途径介导了接触性的诱导细胞凋亡的途径。

（2）其生物学意义在于：

1）抗感染：针对胞内的寄生病原体。

2）抗肿瘤：CTL 特异识别肿瘤细胞。

3）免疫病理：免疫效应和迟发型超敏反应、抑制排斥反应及自身免疫病密切相关。

4．简述机体对效应 T 细胞的免疫调控机制及其意义。

答：通常对于某一特定抗原的免疫应答和免疫效应不会超久地进行，一旦抗原被清除，免疫系统需恢复平衡。机体主要通过以下两种方法对效应 T 细胞进行免疫调控：

（1）清除或抑制效应 T 细胞：在免疫应答晚期诱导产生 Treg，发挥抑制作用；活化 T 细胞表达 Fas，产生活化诱导的细胞死亡。

（2）形成记忆性 T 细胞：病原体清除后，大部分 T 细胞死亡，保留少量对特异抗原有记忆能力的长寿细胞，以便再次接触抗原时能够迅速发生应答。

机体对效应 T 细胞的免疫调控的意义在于维持免疫系统的平衡与稳态，并保留对已接触抗原的迅速应答能力。

5．简述记忆性 T 细胞形成的过程与意义。

答：记忆性 T 细胞是指对特异性抗原有记忆能力、寿命较长的 T 淋巴细胞。一般认为在 T 细胞进行克隆性扩增后，有部分效应 T 细胞分化为有记忆能力的细胞，当再次遇到相同抗原后，Tm 可迅速活化、增殖、分化为效应细胞，产生免疫记忆反应，即可产生更快、更强、更有效的再次免疫应答。一般认为，Tm 细胞与初始 T 细胞表达不同的 CD45 异构体，Tm 细胞为 $CD45RA^-$、$CD45RO^+$，初始 T 细胞是 $CD45RA^+$、$CD45RO^-$，其意义在于保留对已接触抗原的迅速应答能力。

第十三章　B 淋巴细胞介导的特异性免疫应答

应试习题

一、名词解释

1．滤泡辅助 T 细胞（follicular helper T cell，Tfh）
2．亲和力成熟（affinity maturation）
3．免疫球蛋白类别转换 / 同种型转换（Ig class switching / isotype switching）
4．抗体形成细胞（antibody forming cell，AFC）
5．体液免疫应答（humoral immune response）
6．初次应答（primary response）
7．再次应答 / 回忆应答（secondary response/anamnestic response）

二、选择题

A 型题

1．TCR 和 BCR 均可识别的抗原包括
　A．多肽
　B．核酸
　C．多糖
　D．脂类
　E．小分子化合物
2．B 细胞识别 TD 抗原的特点是
　A．可产生 IgM 型抗体
　B．没有免疫记忆
　C．需要 T 细胞辅助
　D．与 BCR 无关
　E．需要 APC 提呈抗原信号
3．CD81 分子的跨膜区数量是
　A．1 个
　B．2 个
　C．3 个
　D．4 个
　E．7 个
4．可以通过 CD19/CD21/CD81 复合物促进 B 细胞活化的补体片段是
　A．C3a
　B．C3b
　C．C3c
　D．C3d
　E．C3e
5．与抗原抗体复合物结合的补体片段可以通过 B 细胞表面相应分子的复合物促进 B 细胞活化，其中向 B 细胞内转导信号的是
　A．CD19
　B．CD20
　C．CD21
　D．CD40
　E．CD81
6．与抗原抗体复合物结合的补体片段可以通过 B 细胞表面相应分子的复合物促进 B 细胞活化，其中稳定该复合物结构的分子是
　A．CD19

B．CD20
C．CD21
D．CD40
E．CD81

7．在 B 细胞活化过程中，PLCγ 被激活，可导致细胞内浓度升高继而导致 B 细胞活化的离子是
A．钾离子
B．钠离子
C．镁离子
D．钙离子
E．铝离子

8．可诱导 IgG1 和 IgE 产生的细胞因子是
A．IL-4
B．TGF-β
C．IFN-γ
D．IL-10
E．TNF

9．可诱导 IgG2b 和 IgA 产生的细胞因子是
A．IL-4
B．TGF-β
C．IFN-γ
D．IL-10
E．TNF

10．可诱导 IgG2a 和 Ig3 产生的细胞因子是
A．IL-4
B．TGF-β
C．IFN-γ
D．IL-10
E．TNF

11．一般认为，记忆性 B 细胞表达的分子是
A．CD5
B．CD8
C．CD25
D．CD27
E．CD28

12．下列对浆细胞特点描述正确的是
A．表面高表达 BCR
B．表面高表达 MHC
C．是 B 细胞终末分化的细胞
D．可以与 Th 细胞发生相互作用
E．大部分滞留在外周免疫器官中

13．与维持 B 细胞免疫记忆相关的细胞包括
A．并指状树突状细胞
B．浆细胞样树突状细胞
C．滤泡树突状细胞
D．未成熟树突状细胞
E．朗格汉斯细胞

14．TI-1 抗原的特点是
A．高浓度时，可激活 B 细胞表面抗原特异性受体
B．只能激活未成熟的 B 细胞
C．只能激活成熟的 B 细胞
D．可通过丝裂原受体发挥激活作用
E．能诱导抗体亲和力成熟

15．TI-2 抗原的特点是
A．主要的应答细胞是 B2 细胞
B．不能刺激机体产生 IgG
C．如果携带的表位密度过高，可能导致 mIg 的交联过度，引起多个 B 细胞克隆的同时激活
D．可通过丝裂原受体发挥激活作用
E．人在新生儿阶段就能对该类抗原有良好的应答能力

B 型题

（1 ~ 5 题共用备选答案）
A．潜伏期
B．抗体亲和力
C．抗原
D．IgM 型抗体
E．IgG 型抗体

1．人体发生再次免疫应答时缩短的是

2．人体发生再次免疫应答时显著增加的是

3．人体发生再次免疫应答时需要量显著降低的是

4．人体发生再次免疫应答时血清中的主要抗体是

5．初次免疫应答时血清中的主要抗体是

三、问答题

1．简述体液免疫应答中抗体产生的一般规律。

2．列表比较 TD 抗原和 TI 抗原特点的不同之处。

3．试比较 TCR 与 BCR 识别抗原信号的主要不同之处。

4．简述 B 细胞受到抗原刺激后的活化过程。

5．简述 B 细胞受到抗原信号刺激后增殖及分化的过程及其免疫学意义。

参考答案

一、名词解释

1．滤泡辅助 T 细胞（follicular helper T cell，Tfh）：是一种辅助 B 细胞参与体液免疫的 $CD4^{+}$T 细胞亚群，某些分子使滤泡辅助性 T 细胞迁移至生发中心，与 B 细胞相互作用，刺激 B 细胞产生抗体，被认为是 B 细胞最主要的辅助细胞。

2．亲和力成熟（affinity maturation）：初次应答时，大量抗原可激活表达不同亲和力 BCR 的 B 细胞克隆，而这些克隆大多产生低亲和力抗体。再次免疫应答时抗原会优先结合高亲和力的 BCR，产生高亲和力的抗体，称为抗体亲和力成熟。

3．免疫球蛋白类别转换 / 同种型转换（Ig class switching / isotype switching）：在免疫应答中首先分泌 IgM，随后可表达 IgG、IgA 或 IgE，而其 IgV 区不发生改变，C 区改变，这种可变区相同而 Ig 类别发生变化的过程称为 Ig 的类别转换或同种型转换；遗传学基础为同一 V 区基因与不同重链 C 区基因的重排。

4．抗体形成细胞（antibody forming cell，AFC）：又称浆细胞，是 B 细胞分化的终末细胞，能合成和大量分泌特异性抗体；大部分迁入骨髓，在较长时间内持续产生抗体；表面不表达 BCR 和 MHC Ⅱ类分子，不与抗原起反应，不与 Th 相互作用

5．体液免疫应答（humoral immune response）：外来抗原进入机体后诱导抗原特异性 B 细胞活化、增殖，并最终分化为浆细胞，产生特异性抗体，存在于体液中，发挥重要的免疫效应作用，此过程称为特异性体液免疫应答。

6．初次应答（primary response）：初次接触抗原产生的应答。特点为潜伏期长，抗体水平低，亲和力低，抗体升高所需时间长，抗体主要为 IgM。

7．再次应答 / 回忆应答（secondary response / anamnestic response）：再次接触相同抗

原产生的应答。特点为抗原阈值低，潜伏期短，抗体水平升高快，持续时间长，亲和力高，主要产生 IgG 类抗体。

二、选择题

A 型题

1．A　BCR 不仅能识别蛋白质抗原，还能识别多肽、核酸、多糖类、脂类和小分子化合物；而 TCR 只能识别多肽。

2．C　B 细胞识别的抗原包括 T 细胞依赖抗原（TD-Ag）和 T 细胞非依赖抗原（TI-Ag），B 细胞对 TD 抗原的应答需要 Th 细胞的辅助。

3．D　在成熟 B 细胞表面，CD19 与 CD21、CD81 以非共价键形式组成 B 细胞活化共受体复合物。共受体复合物中的 CD81 分子为 4 次跨膜分子，其主要作用可能是连结 CD19 和 CD21，稳定 CD19/CD21/CD81 复合物。

4．D　在成熟 B 细胞表面，CD19 与 CD21、CD81 以非共价键形式组成 B 细胞活化共受体复合物。CD21 能识别结合于抗原的补体成分 C3d，虽然 CD21 分子本身不能传导信号，但可通过共受体中的 CD19 向胞内传递信号。结合抗原的补体成分 C3d 与 CD21 的结合使 CD19/CD21 交联。

5．A　在成熟 B 细胞表面，CD19 与 CD21、CD81 以非共价键形式组成 B 细胞活化共受体复合物。共受体复合物中的 CD19 向胞内传递信号。结合抗原的补体成分 C3d 与 CD21 的结合使 CD19/CD21 交联。CD19 的胞浆区有多个保守的酪氨酸残基，能募集含有 SH2 结构域的信号分子，包括 Lyn、Fyn、Vav、Grb2、PI-3 激酶、PLC-γ 和 cAB1 等。

6．E　在成熟 B 细胞表面，CD19 与 CD21、CD81 以非共价键形式组成 B 细胞活化共受体复合物。共受体复合物中的 CD81 分子为 4 次跨膜分子，其主要作用可能是连结 CD19 和 CD21，稳定 CD19/CD21/CD81 复合物。

7．D　PIP2 在 PLC 作用下水解生成 DAG 和 IP3。IP3 促进细胞内钙离子的释放，启动下游蛋白磷酸化级联反应从而使 B 细胞活化

8．A　Ig 的类别转换在抗原诱导下发生，而 Th 细胞分泌的多种细胞因子则直接调节 Ig 转换的类别。如 Th2 细胞分泌的 IL-4 诱导 Ig 的类别转换成 IgG1 和 IgE。

9．B　Ig 的类别转换在抗原诱导下发生，而 Th 细胞分泌的多种细胞因子则直接调节 Ig 转换的类别。如 TGF-β 诱导转换成 IgG2b 和 IgA。

10．C　Ig 的类别转换在抗原诱导下发生，而 Th 细胞分泌的多种细胞因子则直接调节 Ig 转换的类别。如 Th1 细胞分泌 IFN-γ 诱导转换成 IgG2a 和 IgG3。

11．D　记忆性 B 细胞不产生 Ig，但再次与同一抗原相遇时可迅速活化，产生大量抗原特异的 Ig。记忆性 B 细胞表达 CD27，并较初始 B 细胞表达较高水平的 CD44。

12．C　浆细胞是 B 细胞分化的终末细胞，与初始 B 细胞不同，浆细胞的主要特点是能够分泌大量抗体，而不能再与抗原起反应，也失去了与 Th 相互作用的能力，因为浆细胞表面不再表达 BCR 和 MHC Ⅱ类分子。生发中心产生的浆细胞大部分迁入骨髓，并在较长时间内持续产生抗体。

13．C　滤泡树突状细胞（FDC）是存在于次级淋巴组织的一种特殊细胞群体。在正常机体中，FDC 能捕获以免疫复合物形式存在的抗原，并能将抗原较长时间（数月）地保存在细胞表面，因此，FDC 作为外来抗原的储存库在诱导和维持免疫记忆中起着重要作用。

14．D　TI-1 抗原不仅能与 BCR 结合，还能通过其丝裂原成分与 B 细胞上的丝裂原受体结合，引起 B 细胞的增殖和分化，因此 TI-1 抗原又常被称为 B 细胞丝裂原。

15．B　TI-2 抗原可以直接激活 B-1 细胞，T 细胞分泌的细胞因子可明显增强此类 B 细胞的免疫应答，并发生抗体类型转换，可产生 IgM 及 IgG。

B 型题

1．A　同一抗原再次侵入机体，由于初次应答后免疫记忆细胞的存在，机体可迅速产生高效、特异的再次应答。与初次应答比较，再次应答时抗体的产生过程潜伏期短，大约为初次应答潜伏期的一半。

2．B　同一抗原再次侵入机体，由于初次应答后免疫记忆细胞的存在，机体可迅速产生高效、特异的再次应答。与初次应答比较，再次应答时主要产生高亲和力的抗体 IgG，而初次应答中主要产生低亲和力的 IgM。

3．C　同一抗原再次侵入机体，由于初次应答后免疫记忆细胞的存在，机体可迅速产生高效、特异的再次应答。与初次应答比较，诱发再次应答所需抗原剂量小。

4．E　同一抗原再次侵入机体，由于初次应答后免疫记忆细胞的存在，机体可迅速产生高效、特异的再次应答。与初次应答比较，再次应答时主要产生高亲和力的抗体 IgG，而初次应答中主要产生低亲和力的 IgM。

5．D　同一抗原再次侵入机体，由于初次应答后免疫记忆细胞的存在，机体可迅速产生高效、特异的再次应答。与初次应答比较，再次应答时主要产生高亲和力的抗体 IgG，而初次应答中主要产生低亲和力的 IgM。

三、问答题

1．简述体液免疫应答中抗体产生的一般规律。

答：在初次应答中，B 细胞产生的抗体数量少、亲和力低。同一抗原再次侵入机体，由于初次应答后免疫记忆细胞的存在，机体可迅速产生高效、特异的再次应答。与初次应答比较，再次应答时抗体的产生过程有如下特征：①潜伏期短，大约为初次应答潜伏期的一半；②抗体浓度增加快，快速到达平台期，平台高（有时可比初次应答高 10 倍以上）；③抗体维持时间长；④诱发再次应答所需抗原剂量小；⑤再次应答主要产生高亲和力的抗体 IgG，而初次应答中主要产生低亲和力的 IgM。

2．列表比较 TD 抗原和 TI 抗原特点的不同之处。

答：

	TD 抗原	TI-1 抗原	TI-2 抗原
诱导婴幼儿抗体应答	+	+	-
刺激无胸腺小鼠产生抗体	-	+	+
无 T 细胞条件下的抗体应答	-	+	-
T 细胞辅助	+	-	-
多克隆 B 细胞激活	-	+	-
对重复序列的需要	-	-	+
举例	白喉毒素、PPD、病毒血凝素	细菌多糖、多聚蛋白、LPS	肺炎球菌脂多糖、沙门菌多聚鞭毛

3．试比较 TCR 与 BCR 识别抗原信号的主要不同之处。

答：BCR 对抗原的识别与 TCR 有所不同：① BCR 不仅能识别蛋白质抗原，还能识别多肽、核酸、多糖类、脂类和小分子化合物；② BCR 可特异性识别完整抗原的天然构象，或识别抗原降解所暴露的表位的空间构象；③ BCR 识别的抗原无需经 APC 的加工和处理，也无 MHC 限制性。

4．简述 B 细胞受到抗原刺激后的活化过程。

答：BCR 是 B 细胞识别特异性抗原的受体。BCR 识别抗原对 B 细胞的激活有两个相互关联的作用：BCR 特异性结合抗原，产生 B 细胞活化的第一信号。B 细胞活化与其 BCR 结合的抗原，并进行加工处理，形成抗原肽 -MHC Ⅱ类分子复合物，提呈给抗原特异性 Th 细胞识别，而活化的 Th 细胞通过表达的 CD40L 与 B 细胞上 CD40 结合，又可提供 B 细胞活化的第二信号。

5．简述 B 细胞受到抗原信号刺激后增殖及分化的过程及其免疫学意义。

答：被 TD 抗原诱导活化的 B 细胞迅速进入细胞周期，大量增殖并进一步分化，最终形成浆细胞和记忆性 B 细胞。在 B 细胞激活、增殖与终末分化过程中，均需 Th 细胞的辅助。血液循环中的 B 细胞穿过高内皮小静脉进入 T 细胞区，抗原特异性 B 细胞与抗原特异性 Th 细胞在这一特定的部位相遇，B 细胞在 Th 细胞辅助下活化后进入淋巴小结。进入淋巴小结的 B 细胞分裂增殖，形成生发中心。在这里，B 细胞进一步分化成浆细胞，产生抗体，或分化成记忆性 B 细胞。

第十四章　固有免疫系统及其介导的免疫应答

应试习题

一、名词解释

1．固有免疫系统（innate immune system）
2．固有免疫应答（innate immune response）
3．清道夫受体（scavenger receptor，SR）
4．Toll 样受体（Toll like receptor，TLR）
5．浆细胞样树突状细胞（plasmacytoid dendritic cell，pDC）
6．自然杀伤细胞（natural killer，NK）
7．杀伤细胞凝集素样受体（killer lectin-like receptor，KLR）
8．杀伤细胞免疫球蛋白样受体（killer immunoglobulin-like receptor，KIR）
9．自然细胞毒性受体（natural cytotoxicity receptor，NCR）
10．溶菌酶（lysozyme）
11．即刻固有免疫（immediate innate immunity）
12．固有样淋巴细胞（innate-like lymphocytes，ILLs）

二、选择题

A 型题

1．妊娠早期发生流产或胎儿畸形的重要原因是，由于血胎屏障不完善而导致感染了
A．麻疹病毒
B．风疹病毒
C．乙肝病毒
D．支原体
E．衣原体

2．参与构成血脑屏障，阻止病原体进入脑室的细胞包括
A．树突状细胞
B．T 细胞
C．B 细胞
D．肥大细胞
E．星型胶质细胞

3．Toll 样受体家族的成员数量是
A．5 个
B．8 个
C．11 个
D．15 个
E．18 个

4．下列分子中，属于模式识别受体的是
A．补体的固有成分
B．免疫球蛋白
C．白蛋白
D．HLA 分子
E．C 反应蛋白

5．下列分子中，属于模式识别受体的是
A．BCR

B．TCR
C．TLR
D．CR
E．FcR

6．下列细胞中，具有吞噬能力的包括
A．红细胞
B．T 细胞
C．B 细胞
D．中性粒细胞
E．肥大细胞

7．中性粒细胞的寿命一般为
A．6 ~ 12h
B．2 ~ 3 天
C．1 ~ 2 周
D．3 ~ 4 个月
E．6 ~ 12 个月

8．中性粒细胞每分钟产生的数量可达
A．1 万个
B．10 万个
C．100 万个
D．1000 万个
E．1 亿个

9．下列细胞中，具有 MPO 杀菌系统的包括
A．红细胞
B．T 细胞
C．B 细胞
D．中性粒细胞
E．巨噬细胞

10．浆细胞样 DC 的特点是
A．高表达 MHC Ⅱ类分子
B．高表达 CD80 分子
C．高表达 TLR
D．高表达趋化因子受体
E．可产生大量Ⅰ型干扰素

11．下列分子中，参与组成 KLR 结构的是
A．CD14
B．CD34
C．CD44
D．CD64
E．CD94

12．下列分子中，属于 NK 细胞抑制性受体配体的是
A．MHC Ⅰ类分子
B．MHC Ⅱ类分子
C．TNF
D．ICAM-1
E．CD28

13．下列器官中，与 B1 细胞发育关系最密切的是
A．卵黄囊
B．尿囊
C．腔上囊
D．胚肝
E．胚肾

14．下列分子中，能够促进角质形成细胞分泌防御素的是
A．IL-2
B．IL-4
C．IL-8
D．IL-10
E．IL-17

15．下列分子中，具有调理作用和免疫黏附功能的是
A．C1q
B．C2b
C．C3a
D．C4b
E．C5a

16．下列细胞中，属于固有免疫细胞的是
A．Th1
B．Th2
C．Tfh
D．Th17
E．γδT 细胞

17．溶菌酶在溶解 G^- 细菌时，需要
A．碱性环境
B．防御素和 C 反应蛋白存在
C．乙型溶素和抗菌肽存在

D．特异性抗体和补体存在
E．肥大细胞参与

18．下列分子中，适应性免疫应答存在而固有免疫应答中不存在的是
A．穿孔素
B．补体
C．细胞因子
D．特异性抗体
E．FasL

19．适应性免疫应答发挥效应一般开始于接触病原体的
A．即刻
B．12h 后
C．24h 后
D．48h 后
E．96h 后

20．适应性免疫应答与固有免疫应答相比，其特点包括
A．无抗原特异性
B．主要通过 PRR 进行识别
C．发挥效应快
D．无需克隆增殖与分化
E．具有记忆性

B 型题

（1 ～ 5 题共用备选答案）
A．呼吸道黏膜上皮细胞的纤毛摆动
B．汗液中的乳酸
C．消化道黏膜上的正常菌群
D．感染伤口脓液中的白细胞
E．眼泪中的补体成分

1．属于物理屏障的是
2．属于化学屏障的是
3．属于生物屏障的是
4．属于固有免疫细胞的是
5．属于固有免疫分子的是

三、问答题

1．简述固有免疫细胞表面的模式识别受体及其识别的靶分子。
2．简述 NK 细胞识别与杀伤靶细胞的机制。
3．简述 B1 细胞的功能及其免疫学意义。
4．简述固有免疫分子的种类及其主要的免疫作用。
5．列出具有细胞毒作用的固有免疫细胞，并分别简述其主要的免疫学功能。
6．简述固有免疫应答与适应性免疫应答之间的区别与联系。

参考答案

一、名词解释

1．固有免疫系统（innate immune system）：生物体在长期种系进化过程中逐渐形成的天然免疫体系，主要由组织屏障、固有免疫细胞和固有免疫分子组成。

2．固有免疫应答（innate immune response）：机体固有免疫细胞和分子在识别病原体及其产物或体内衰老损伤、畸变细胞等抗原性异物后，迅速活化有效吞噬杀伤、清除病原体或体内“非己”抗原性异物，产生非特异性免疫防御、监视、自稳等保护作用的过程，又称为非特异性免疫应答。

3．清道夫受体（scavenger receptor，SR）：吞噬细胞表面的一组异质性分子，可识别乙酰化低密度脂蛋白及革兰氏阴性菌 LPS，革兰氏阳性菌的磷壁酸等阴离子聚合体，也可识别由细胞膜内侧翻转到膜外的凋亡细胞重要标志——磷脂酰丝氨酸。

4．Toll 样受体（Toll like receptor，TLR）：参与非特异性免疫的一类重要蛋白质分子，已经发现的 TLRs 家族成员有 11 个，其中 TLR1、2、4、5、6 表达于细胞膜上，TLR3、7、8、9 表达于胞内细胞器室如内体 / 溶酶体膜上。

5．浆细胞样树突状细胞（plasmacytoid dendritic cell，pDC）：低表达普通树突细胞的各种受体和分子如 MHC Ⅱ和共刺激分子，但其胞质器室膜上高表达 TLR7/9，可识别病毒核酸产生大量Ⅰ型干扰素，在机体抗病毒固有免疫应答中发挥重要作用。

6．自然杀伤细胞（natural killer，NK）：来源于骨髓淋巴样干细胞，其分化、发育依赖于骨髓微环境，主要分布于骨髓、外周血、肝、脾、肺和淋巴结。目前人 NK 细胞的表型为 TCR^-、mIg^-、$CD56^+$、$CD16^+$，小鼠 NK 细胞表型为 NK1.1 和 Ly49。

7．杀伤细胞凝集素样受体（killer lectin-like receptor，KLR）：由 C 型凝集素家族成员 CD94 和不同 C 型凝集素 NKG2 家族成员通过二硫键结合组成的异二聚体。

8．杀伤细胞免疫球蛋白样受体（killer immunoglobulin-like receptor，KIR）：KIR 是免疫球蛋白超家族成员，其胞外区含有 2 个或 3 个能与 HLA Ⅰ类分子结合的 Ig 样结构域，据此可将 KIR 分为 KIR2D 和 KIR3D 两个亚类。

9．自然细胞毒性受体（natural cytotoxicity receptor，NCR）：表达于 NK 细胞表面，是 NK 细胞特有的标志，通常在 KIR/KLR 丧失识别“自我”能力时发挥杀伤作用，包括 NKp46、NKp30 和 NKp44，三者均为免疫球蛋白超家族（IgSF）成员。

10．溶菌酶（lysozyme）：是体液、外分泌液和吞噬细胞溶酶体中的一种不耐热碱性蛋白质，能破坏 G^+ 菌细胞壁肽聚糖，导致细菌裂解死亡。

11．即刻固有免疫（immediate innate immunity）：发生于感染 0 ～ 4h 之内，主要包括：①皮肤黏膜的屏障作用；②补体旁路和 MBL 途径裂解病原体；③局部巨噬活化后产生趋化和促炎因子吸引中性粒细胞进入感染部位吞噬杀伤病原体。

12．固有样淋巴细胞（innate-like lymphocytes，ILLs）：存在于某些特殊部位，功能介于适应性免疫细胞和固有免疫细胞之间的一类细胞，包括 NKT 细胞、γδT 细胞和 B1 细胞。其抗原识别受体为有限多样性，可直接识别某些靶细胞或病原体所共有的特定表位分子，并在未经克隆扩增条件下，通过趋化募集、迅速活化发生应答，产生免疫效应。

二、选择题

A 型题

1．B　风疹病毒易发生垂直感染，孕妇妊娠早期初次感染风疹病毒后，病毒可通过胎盘屏障进入胎儿，常可造成流产或死胎，还可导致胎儿发生先天性风疹综合征，引起胎儿畸形。

2．E　血脑屏障是指脑毛细血管阻止某些物质（多半是有害的）由血液进入脑组织的结构，包括无孔或少孔的内皮细胞、连续的基底膜和有疏松连结的星形胶质细胞血管周足组成的断续膜，屏障中起主要作用的是星形胶质细胞，内皮细胞在一定程度上也起重要作用。

3．C　在哺乳动物及人类中已经发现的人 TLRs 家族成员有 11 个，可以分为 5 个亚科，即 TLR2、TLR3、TLR4、TLR5 和 TLR9。TLR2 亚科有 TLR1、TLR2、TLR6 和 TLR10；TLR9 亚科有 TLR7、TLR8 和 TLR9；TLR3、TLR4 和 TLR5 各自形成一个亚科。

4．E　模式识别受体（PRR）包括膜型 PRR 和分泌型 PRR，其中分泌型 PRR 包括甘露糖结合凝集素、C 反应蛋白、脂多糖结合蛋白。

5．C　模式识别受体包括膜型（PRR）和分泌型（PRR），其中膜型 PRR 包括甘露糖受体、清道夫受体和 TLR。

6．D　有吞噬能力的细胞包括血液中的单核细胞、中性粒细胞和组织器官中的巨噬细胞。

7．B　中性粒细胞占白细胞总数的 60% ～ 70%，产生快（10^7 个 / 分），存活期仅 2 ～ 3 天。

8．D　中性粒细胞占白细胞总数的 60% ～ 70%，产生快（10^7 个 / 分），存活期仅 2 ～ 3 天。

9．D　中性粒细胞具有巨噬细胞所没有的由 MPO 与过氧化氢和氯化物组成的 MPO 杀菌系统。

10．E　浆细胞样树突状细胞与普通树突细胞的主要差别在于，低表达普通树突细胞的各种受体和分子如 MHC Ⅱ和共刺激分子，但其胞质器室膜上高表达 TLR7/9，可识别病毒核酸产生大量Ⅰ型干扰素，在机体抗病毒固有免疫应答中发挥重要作用。

11．E　杀伤细胞凝集素样受体（KLR）由 C 型凝集素家族成员 CD94 和不同 C 型凝集素 NKG2 家族成员通过二硫键结合组成的异二聚体。

12．A　NK 细胞受体主要分为抑制性受体和活化性受体。大多数 NK 细胞表达识别 MHC Ⅰ类分子的抑制性受体，对控制 NK 细胞杀伤活性有重要作用。

13．D　B1 细胞发育分化与胚肝密切相关，也可由成人骨髓产生。

14．E　IL-17 可以促进角质形成细胞分泌防御素等抗菌物质，在固有免疫中发挥重要作用。

15．D　C3b 和 C4b 是重要的生物活性补体片段，具有调理作用和免疫黏附功能，可促进吞噬细胞对病原体和抗原抗体复合物的清除。

16．E　固有样淋巴细胞是存在于某些特殊部位，功能介于适应性免疫细胞和固有免疫细胞之间的一类细胞，包括 NKT 细胞，γδT 细胞、巨噬细胞、B1 细胞。

17．D　G^- 细菌对溶菌酶不敏感，在特异性抗体和补体存在情况下可被溶菌酶裂解破坏。

18．D　穿孔素、补体、细胞因子和 FasL 都是固有免疫应答的重要分子组成成分，只有特异性抗体是只存在于适应性免疫应答而不存在于固有免疫应答中。

19．E　感染 96h 后，接受病原体刺激的未成熟 DC 从局部感染组织迁移到外周免疫器官并发育成熟，可有效激活抗原特异性初始 T 细胞，启动适应性免疫应答。

20．E　适应性免疫应答与固有免疫应答相比，其特点包括有抗原特异性，通过特异性受体进行识别，发挥效应在抗原入侵 96h 以上，需要克隆增殖与分化，具有记忆性。

B 型题

1．A　物理屏障包括致密上皮细胞组成的皮肤和黏膜组织。

2．B　化学屏障包括皮肤黏膜分泌物中的杀菌抑菌物质如汗液中的乳酸、胃液中的胃酸等。

3．C　生物屏障包括寄居在皮肤黏膜表面的正常菌群，通过竞争结合上皮细胞、竞争吸收营养物质和分泌杀菌、抑菌物质等方式抵御病原体的感染。

4．D　固有免疫细胞包括单核巨噬细胞、中性粒细胞、树突细胞、NK 细胞等，感染伤口脓液中的白细胞就是以中性粒细胞为主

5．E　固有免疫分子包括补体系统、细胞因子和各种抗菌物质如抗菌肽、溶菌酶和乙型溶素等。

三、问答题

1．简述固有免疫细胞表面的模式识别受体及其识别的靶分子。

答：PRR 指能识别多种病原体共有的某些特定分子结构—病原相关分子模式（pathogen associated molecular pattern，PAMP）的受体，多样性较少，分布于单核 / 巨噬细胞和 DC 细胞等固有免疫细胞表面、胞内器室和体液之中，包括：

（1）甘露糖受体（MR）：与病原体表面甘露糖或岩藻糖残基结合，介导吞噬或胞吞。

（2）清道夫受体（SR）：识别 G^- 菌 LPS、G^+ 菌磷壁酸和凋亡细胞表面的磷脂酰丝氨酸，清除病原体和凋亡细胞。

（3）Toll 样受体（TLR）：包括 11 个成员（TLR1~11），包括分布于细胞膜上的 TLR 1、2、4、5、6 和表达于胞内器室如内体 / 溶酶体的 TLR 3、7、8、9 两大类，可识别多种配体，如 G^+ 细菌的肽聚糖和磷壁酸、G^- 菌的鞭毛蛋白、病毒的双链 RNA、细菌的非甲基化 CpG DNA 等。

（4）分泌型 PRR：包括 MBL、C 反应蛋白等。

2．简述 NK 细胞识别与杀伤靶细胞的机制。

答：NK 细胞能识别自身正常细胞和异常的靶细胞，专一杀伤靶细胞。NK 细胞的杀伤活性是受表面有关受体调控的。

（1）识别 HLA Ⅰ类分子的受体：NK 细胞表面表达多种以 HLA Ⅰ类分子为配体的受体，虽然从功能角度包括抑制性受体与活化性受体，但在生理条件下以抑制性受体占主导地位。

1）杀伤细胞免疫球蛋白样受体（KIR）：KIR 为 IgSF 成员，抑制性受体分为 KIR2DL 和 KIR3DL 两个亚类，胞浆区含有免疫受体酪氨酸抑制基序（ITIM），当 KIR 与配体结合后，借 ITIM 传入抑制信号。

2）杀伤细胞凝集素样受体（KLR）：抑制性受体由 CD94 与 NKG2A（两者均为 C 型凝集素家族成员）组成。NKG2A 含 ITIM，能转导抑制信号。

正常组织细胞表达 HLA Ⅰ类分子，与 NK 细胞相遇时，后者表面的 KIR 和 KLR 与 HLA Ⅰ类分子结合，抑制 NK 细胞的杀伤活性；当肿瘤或病毒感染的细胞缺乏或低表达 HLA Ⅰ类分子时，不能与 NK 细胞表面的抑制性受体结合传导抑制信号，导致 NK 细胞活化而杀伤靶细胞。

（2）识别非 HLA Ⅰ类分子的活化受体：当活化受体与相应配体结合后可活化 NK 细胞。

1）NKG2D：NKG2D 与胞浆含免疫受体酪氨酸激活基序（ITAM）的 DAP10 组成活

化受体，当与配体 MIC A/B 结合后，ITAM 转导活化信号，从而杀伤某些肿瘤细胞（表达 MIC A/B）。

2）自然细胞毒性受体（NCR）：NCR 包括 NKp46、NKp30 和 NKp44。NKp46 和 NKp30 与含 ITAM 的 CD3 结合，从而转导活化信号；NKP44 则与含 ITAM 的 DAP12 结合，转导活化信号。

3．简述 B1 细胞的功能及其免疫学意义。

答：主要分布于胸腔、腹腔和肠壁固有层中，是具有自我更新作用的 $CD5^+mIgM^+B$ 细胞。BCR 缺乏多样性，可直接识别结合某些病原体或变性自身成分所共有的抗原表位分子，迅速活化产生应答，在机体早期抗感染免疫和维持自稳中具有重要作用。B1 细胞所介导的体液免疫应答的特点有：反应早，接受细菌多糖或变性自身抗原刺激后，48h 即可产生以 IgM 为主的低亲和力抗体；不发生 Ig 类别转换；无免疫记忆，再次应答与初次应答无明显差别。

4．简述固有免疫分子的种类及其主要的免疫作用。

答：（1）补体系统：在特异性抗体未产生之前，病原体可通过旁路途径和 MBL 途径迅速激活补体系统，在早期抗感染免疫中发挥重要作用。

（2）细胞因子：作用包括抗病毒（干扰素）、促炎（IL-1、IL-6、TNF-α）、趋化（IL-8、MCP-1、MIP-1α）、激活 NK 细胞和巨噬细胞的抗肿瘤抗病毒作用（IFN-γ、TNF、GM-CSF、IL-12）。

（3）抗菌肽及酶类物质：

1）防御素（defensin）：一组耐受蛋白酶的一类富含精氨酸的小分子多肽，对细菌、真菌和某些有包膜的病毒有杀伤作用，机制包括：杀菌作用，诱导病原体自溶和干扰其 DNA、蛋白质合成，致炎和趋化作用。

2）溶菌酶：溶解 G^+ 菌细胞壁。在抗体和补体存在条件下也能溶解 G^- 菌。

3）乙型溶素：血清中一种对热较稳定的碱性多肽，作用于 G^+ 菌的细胞膜，产生非酶性破坏效应。

5．列出具有细胞毒作用的固有免疫细胞，并分别简述其主要的免疫学功能。

答：（1）巨噬细胞：可以直接清除、杀伤病原体，或杀伤被病毒或胞内寄生菌感染的靶细胞（特异性抗体参与下，也可借助 ADCC 效应杀伤靶细胞），参与和促进炎症反应（如分泌 IL-1、TNF-α、IL-6），加工、提呈抗原，免疫调节。

（2）自然杀伤细胞 NK：

1）表型为 $TCR^-mIg^-CD3^-CD56^+CD16^+$，无特异性抗原识别受体。

2）功能：无需抗原预先致敏，直接杀伤肿瘤细胞和病毒感染细胞，在抗肿瘤、早期抗病毒或胞内寄生菌感染的免疫应答中起重要作用。

3）NK 细胞杀伤作用机制包括：穿孔素 / 颗粒酶途径，Fas/FasL 途径，TNF-α/TNFR-1 途径。

（3）NKT 细胞：

1）表面标志为 $CD56^+$（NK1.1）和 $TCR^-CD3^-CD4^-CD8^-$；抗原识别谱窄，识别 CD1 分子提呈的磷脂和糖脂类抗原，不受 MHC 限制。

2）功能：抗感染、抗肿瘤、参与炎症反应和免疫调节作用。

3）NKT 细胞杀伤作用机制包括：穿孔素 / 颗粒酶途径，Fas/FasL 途径。

6．简述固有免疫应答与适应性免疫应答之间的区别与联系。

答：固有免疫应答的特点：通过 PRR 识别 PAMP，无克隆性扩增，迅速产生免疫效应，无免疫耐受和免疫记忆。

固有免疫应答与适应性免疫应答的关系：

（1）固有免疫应答启动适应性免疫应答：M ϕ 通过 PRR 识别微生物后，加工、提呈抗原，B7 和 ICAM-1 上调，为 T 细胞活化提供第一和第二信号。

（2）固有免疫应答影响适应性免疫应答的类型：

1）诱导细胞免疫：Mϕ 受胞内菌感染后分泌 IL-12 和 IFN-g，诱导 Th1 细胞，产生细胞免疫。

2）诱导体液免疫：NKT 和肥大细胞分泌 IL-4，诱导 Th2 细胞，产生体液免疫。

（3）固有免疫应答协助适应性免疫应答发挥免疫效应：

1）抗体产生后，在补体、吞噬杀伤细胞参与下，通过调理吞噬、ADCC 清除病原微生物。

2）Th1 产生 IL-2、IFN-γ 介导细胞免疫，是通过活化巨噬细胞等发挥作用。

第十五章　免疫耐受

应试习题

一、名词解释

1．免疫耐受（immunological tolerance）
2．耐受原（tolerogen）
3．嵌合体（chimeras）
4．低带耐受（low-zone tolerance）
5．高带耐受（high-zone tolerance）
6．中枢耐受（central tolerance）
7．外周耐受（peripheral tolerance）
8．耐受原表位（tolerogenic epitope）
9．耐受分离（split tolerance）
10．自身免疫调节因子（autoimmune regulator，AIRE）
11．免疫忽视（immunological ignorance）
12．克隆失能（clonal anergy）
13．髓源性抑制细胞（myeloid-derived suppressor cell，MDSC）
14．免疫豁免部位（immunologically privileged site）

二、选择题

A 型题

1．诱导免疫耐受形成的最佳时期是（2008 年执业医师资格考试题目）
　A．成年期
　B．幼年期
　C．老年期
　D．胚胎期
　E．青年期

2．T 细胞克隆中枢耐受的形成是由于（2009 年执业医师资格考试题目）
　A．阴性选择作用
　B．阳性选择作用
　C．缺乏协同刺激信号
　D．细胞表面受体封闭
　E．缺乏辅助细胞而不能激活

3．通过诱导免疫耐受可用于治疗（2011 年执业医师资格考试题目）
　A．慢性细菌感染性疾病
　B．病毒的持续性感染
　C．自身免疫病
　D．免疫缺陷病
　E．恶性肿瘤

4．首先观察到共用胎盘的双生小牛对对方细胞存在天然免疫耐受现象的是

A．Medawar
B．Owen
C．Behring
D．Richet
E．Burnet

5．B 细胞免疫耐受的特点是
A．诱导耐受所需要的抗原量相对较低
B．诱导耐受所需要时间较短
C．耐受维持的时间较长（数年）
D．需要低剂量的 TI 抗原才能诱导 B 细胞耐受
E．对 TI 抗原和 TD 抗原均可产生免疫耐受

6．个别个体接种乙肝疫苗不产生抗体，对乙肝疫苗抗原天然耐受，最可能相关的因素是
A．其 MHC 遗传背景特殊
B．其补体系统异常
C．其缺乏相应的 B 细胞克隆
D．其抗原提呈细胞发育障碍
E．其体内缺乏某些特定的细胞因子

7．鸡卵溶菌酶（HEL）蛋白可以导致 H-2b 小鼠产生免疫耐受，是因为其具有的抗原表位可以活化
A．Th1
B．Th2
C．Th17
D．Treg
E．CTL

8．可以帮助机体建立免疫耐受状态的抗体，识别的抗原可包括
A．CD3
B．CD14
C．CD34
D．CD40
E．CD45

9．下列接触抗原的方式中，最不容易诱导免疫耐受发生的是
A．皮内注射
B．皮下注射
C．肌肉注射
D．腹腔注射
E．静脉注射

10．下列接触抗原的方式中，最容易诱导免疫耐受发生的是
A．皮内注射
B．皮下注射
C．肌肉注射
D．腹腔注射
E．口服

11．天然可溶蛋白，最容易引起机体产生免疫耐受的状态是
A．单体
B．二聚体
C．三聚体
D．四聚体
E．五聚体

12．人体最容易被诱导免疫耐受发生的时期是
A．胚胎期
B．婴儿期
C．儿童期
D．青春期
E．更年期

13．自身免疫性多内分泌病 - 白色念珠菌病 - 外胚层营养不良是一种常染色体隐性遗传病，其发生缺陷的基因是
A．ADA
B．WAS
C．AIRE
D．MHC
E．TAP

14．中枢免疫耐受建立最主要的机制是
A．克隆清除
B．免疫忽视
C．克隆失能
D．免疫调节细胞的作用
E．存在免疫豁免部位

15．人体怀孕时，母体对胚胎的耐受机制之一是其绒毛膜滋养层细胞高表达
A．HLA-A
B．HLA-B
C．HLA-C
D．HLA-E
E．HLA-G
16．下列方法中，可以用于诱导免疫耐受的是
A．应用抗 PD-1 抗体
B．激活 CD28 分子
C．促进树突状细胞成熟
D．应用 IFN-γ
E．口服抗原
17．下列方法中，可以用于打破免疫耐受的是
A．静脉注射抗原
B．应用 CTLA-4/Ig 融合蛋白
C．输注 Treg
D．应用抗 CD40 抗体
E．应用 GM-CSF
18．在母胎界面高表达的可抑制 T 细胞反应的酶包括
A．环氧合酶
B．乳酸脱氢酶
C．转氨酶
D．吲哚胺双氧合酶
E．四氢叶酸还原酶
19．给小鼠注射 MBP 可以引起实验性变态反应性脑脊髓炎（EAE），但事先给小鼠口服该抗原，则可能避免 EAE 的发生，其机制是口服的 MBP 可以诱导 B 细胞产生特异性的
A．IgA
B．IgD
C．IgE
D．IgG
E．IgM
20．为了打破 $CD8^+T$ 细胞的免疫耐受，使机体获得抗病毒免疫，可以诱导 DC 表达共刺激分子 CD27 分子的配体分子
A．CD11
B．CD19
C．CD8
D．CD70
E．CD80

B 型题

（1 ～ 5 题共用备选答案）
A．Medawar
B．Owen
C．Mitchison
D．Jerne
E．Burnet
1．首先观察到共用胎盘的双生小牛对对方细胞存在免疫耐受现象的是
2．首先采用人工移植方法解释免疫耐受现象的是
3．提出不成熟的自身反应性免疫细胞遇到相应抗原后，会被克隆清除的是
4．提出低带耐受和高带耐受现象理论的是
5．提出抗体免疫网络调节学说的是

三、问答题

1．简述免疫耐受的特点及其生物学意义。
2．后天接触导致免疫耐受抗原的因素有哪些？
3．分别简述中枢耐受与外周免疫耐受形成的机制。

4. 简述建立机体免疫耐受的方法，并举例说明其在临床医学中的应用。

5. 简述打破机体免疫耐受的方法，并举例说明其在临床医学中的应用。

参考答案

一、名词解释

1. 免疫耐受（immunological tolerance）：机体免疫系统对特定抗原的免疫无反应性称为免疫耐受。

2. 耐受原（tolerogen）：诱导耐受形成的抗原即为耐受原。

3. 嵌合体（chimeras）：部分异卵双胎小牛的胎盘血管相互融合，血液自由交流，呈自然联体共生。出生后，两头小牛体内均存在两种不同血型抗原的红细胞，构成红细胞嵌合体。

4. 低带耐受（low-zone tolerance）：抗原剂量太低引起的免疫耐受称为低带耐受。

5. 高带耐受（high-zone tolerance）：抗原剂量太高引起的免疫耐受称为高带耐受。

6. 中枢耐受（central tolerance）：在胚胎期及出生后 T、B 细胞在中枢免疫器官发育的过程中，遇自身抗原所形成的耐受，称为中枢耐受。

7. 外周耐受（peripheral tolerance）：成熟的 T、B 细胞，遇内源性或外源性抗原，不产生免疫应答，而显示免疫耐受。

8. 耐受原表位（tolerogenic epitope）：能诱导 Treg 细胞活化的抗原表位，称耐受表位。

9. 耐受分离（split tolerance）：某些抗原经口服，可诱导黏膜相关淋巴组织产生分泌型 IgA，形成局部黏膜免疫，但同时却可引起全身性免疫耐受，称为耐受分离现象。

10. 自身免疫调节因子（autoimmune regulator，AIRE）：AIRE 是一种转录调控分子，可驱使很多原本仅在外周组织表达的自身抗原在胸腺髓质上皮细胞异位表达。这些异位表达的自身抗原可直接由小鼠胸腺上皮细胞（mTEC）提呈给胸腺 T 细胞，或者在 mTEC 凋亡后由胸腺 DC 摄取并交叉提呈给胸腺 T 细胞，进而诱导自身反应性 T 细胞的凋亡和克隆清除。

11. 免疫忽视（immunological ignorance）：免疫系统对低水平抗原或低亲和力抗原不发生免疫应答的现象，称为免疫忽视。

12. 克隆失能（clonal anergy）：在外周，自身反应性 T、B 细胞不能充分活化的状态称为克隆失能。

13. 髓源性抑制细胞（myeloid-derived suppressor cell，MDSC）：骨髓来源调节性免疫细胞，具有显著抑制免疫细胞应答的能力。

14. 免疫豁免部位（immunologically privileged site）：从免疫学角度看，机体某些部位

非常特殊，如脑及前房，将同种异体组织移植到这些部位，通常不会诱导排斥反应，移植物能长久存活，这些部位被称为免疫豁免部位。

二、选择题

A 型题

1．D　在胚胎发育期，未成熟的 T、B 淋巴细胞遭遇抗原刺激，无论是自身抗原还是外来抗原，都会形成对接触抗原的免疫耐受，出生后如再遇相同抗原，免疫系统不予应答，或不易应答。

2．A　造血祖细胞分别在胸腺和骨髓发育分化为 T 和 B 细胞。在输出到外周前，尚未完全成熟的淋巴细胞经历复杂的阴性选择过程，主要借助克隆清除以建立对自身抗原的耐受。

3．C　T、B 细胞自身发育缺陷或胸腺及骨髓微环境基质细胞缺陷均可能令阴性选择发生障碍，这样的个体易患自身免疫病。

4．B　Owen 于 1945 年首先报道了在胚胎期接触同种异型抗原所致的免疫耐受现象。

5．E　一般而言，TI 抗原需要高剂量才能诱导 B 细胞耐受，而 TD 抗原在低剂量与高剂量均可诱导耐受。

6．A　某种遗传背景的个体对特定抗原呈先天耐受，如一些个体对乙型肝炎疫苗不产生抗体，可能与其 MHC 遗传背景有关。

7．D　鸡卵溶菌酶 N 端氨基酸构成的表位能诱导 Treg 细胞活化。用天然鸡卵溶菌酶免疫，因 Treg 细胞活化，抑制 Th 细胞功能，致免疫耐受，不能产生抗体。

8．A　单独应用抗原不易诱导成年个体耐受，与免疫抑制措施联合则可诱导耐受。常用的免疫抑制药物有抗 CD3、CD4、CD8 抗体等生物制剂。

9．A　口服易致全身耐受，其次依次为静脉注射、腹腔注射，肌肉及皮下注射最难诱导免疫耐受。

10．E　参考上一题答案

11．A　蛋白单体不易被 APC 摄取并提呈给 T 细胞，T 细胞不能辅助 B 细胞产生相应抗体。

12．A　免疫耐受的诱导一般在胚胎期最易，新生期次之，而成年动物产生免疫耐受比较困难，产生的免疫耐受也不持久，这主要与免疫系统的发育成熟程度有关。

13．C　自身免疫性多内分泌病 - 白色念珠菌病 - 外胚层营养不良症是由 AIRE 基因突变导致的一种罕见的常染色体隐性遗传病。

14．A　造血祖细胞分别在胸腺和骨髓发育分化为 T 和 B 细胞。在输出到外周前，尚未完全成熟的淋巴细胞经历复杂的阴性选择过程，主要借助克隆清除以建立对自身抗原的耐受。

15．E　绒毛膜滋养细胞高表达 HLA-G 分子，与 NK 细胞或杀伤性 T 细胞表面杀伤抑制性受体结合，抑制杀伤性免疫细胞的杀伤能力。

16. E　口服抗原，可在肠道黏膜局部诱导特异性免疫应答，同时却可能抑制全身性应答。

17．E　GM-CSF 与其他细胞因子联合应用，既可以支持粒 / 单核细胞生成，又可诱导 DC 成熟，用于增强抗肿瘤免疫应答的免疫治疗。

18．D　母胎界面高表达吲哚胺双氧合酶，从而抑制 T 细胞反应等。

19. A 先给小鼠喂饲髓鞘碱性蛋白（MBP），小鼠肠道局部 $CD4^+T$ 细胞产生 TGF-β及 IL-4，能诱导抗原特异性 B 细胞产生 IgA，同时抑制 T 细胞应答。

20. D 未成熟 DC 具有诱导免疫耐受的功能，应用免疫佐剂和刺激 TLR 的分子可促进 DC 的成熟。在 DC 表达共刺激分子 CD27 的配体 CD70，可有效打破 $CD8^+T$ 细胞耐受，使机体产生具有保护作用的抗病毒免疫应答。

B 型题

1. B 欧文（Owen）于 1945 年首先报道了在胚胎期接触同种异型抗原所致的免疫耐受现象。

2. A 梅达沃（Medawar）为了求证可能是在胚胎期接触同种异型抗原诱导了免疫耐受的设想，他将 CBA 品系（$H\text{-}2^k$）小鼠的骨髓输给新生期的 A 品系（$H\text{-}2^k$）小鼠。

3. E 伯内特（Burnet）认为，在胚胎发育期，不成熟的自身反应性淋巴细胞接触自身抗原后会发生克隆清除，从而形成对自身抗原的耐受。

4. C 1964 年，米奇森（Mitchison）报道：给小鼠注射不同剂量的牛血清白蛋白（BSA），观察抗体产生，发现低剂量及高剂量 BSA 均不能诱导产生特异性抗体，只有注射适量 BSA 才致高水平的抗体产生。

5. D 1974 年，杰尼（Jerne）根据现代免疫学对抗体分子独特型的认识，在 Burnet“克隆选择学说”的基础上提出了著名的免疫网络学说。

三、问答题

1. 简述免疫耐受的特点及其生物学意义。

答：(1) T 细胞和 B 细胞免疫耐受特点：

		T 细胞	B 细胞
耐受形成时间		较易（1 天内）	较难（1 ~ 2 周）
耐受维持时间		较长（150 天）	较短（50 天）
最小耐受剂量		10μg（低带耐受）	1 ~ 100mg（高带耐受）
TD 抗原	高剂量	可耐受	可耐受
	低剂量	可耐受	不耐受
TI 抗原	高剂量	不耐受	可耐受
	低剂量	不耐受	不耐受

(2) 生物学意义：免疫耐受与多种临床疾病的发生、发展及转归密切相关。一方面，丧失对自身抗原的生理性耐受是自身免疫病发生的根本原因；另一方面，对病原体抗原和肿瘤抗原的病理性耐受则可能阻碍正常免疫防御和免疫监视功能的有效发挥，导致慢性持续性感染和肿瘤的发生和发展。临床实践中，对于自身免疫病，希望能够重建对自身抗原的生理性耐受，目前人工诱导免疫耐受很大程度上仍是实验性尝试。对于慢性感染和肿瘤，可以尝试通过激活活化型辅助刺激分子或下调 Treg 水平来打破病理性耐受，恢复正常免疫应答，最终清除病原体和杀伤肿瘤细胞。

2. 后天接触导致免疫耐受抗原的因素有哪些?

答：后天接触导致免疫耐受抗原的因素包括：①抗原剂量，②抗原类型及剂型，③抗原免疫途径，④抗原持续存在，⑤抗原表位特点。

3．分别简述中枢耐受与外周免疫耐受形成的机制。

答：（1）中枢耐受形成机制：

1）T细胞中枢耐受的形成机制：T细胞在胸腺发育过程中，编码TCR的V区基因片段发生重排，产生能够识别不同抗原的TCR，其中包含能识别自身抗原的TCR。在T细胞发育后期，新产生的单阳性细胞迁入胸腺髓质区，如果其表达的TCR能与胸腺上皮细胞或胸腺DC表面表达的自身抗原肽-MHC分子复合物呈高亲和力结合，将导致细胞凋亡程序的启动，致使克隆清除。此外，部分自身反应性T细胞与对应的自身抗原结合后可能发育成为具有免疫抑制特性的自然调节性T细胞（nTreg）。这种不同的命运可能与TCR信号强度有关，高强度信号易于诱导细胞凋亡，而稍低强度的信号更倾向于诱导产生nTreg。

2）B细胞中枢耐受的形成机制：骨髓是未成熟B细胞发育分化的中枢免疫器官，未成熟B细胞可通过“克隆清除”“克隆无能”或“受体编辑”等机制对自身抗原产生免疫耐受：①骨髓中未成熟B细胞通过表面BCR（mIgM）与骨髓微环境中基质细胞表面自身抗原高亲和力结合，从而发生凋亡，导致自身反应性B细胞“克隆清除”；②骨髓中未成熟B细胞通过BCR与高浓度可溶性自身抗原结合，可因BCR表达受阻或功能丧失而处于“克隆无能”状态；③部分自身反应性B细胞通过“受体编辑”改变识别特性，使其不再对相应自身抗原产生应答而处于免疫耐受状态。

（2）外周耐受形成的机制：淋巴细胞发育过程中仍有相当数量的自身反应性T、B细胞克隆不能被有效清除，并输出至外周。针对这些溢出外周的自身反应性淋巴细胞，机体有多种机制抑制其反应性，包括克隆清除、免疫忽视、克隆失能、免疫调节细胞的作用和免疫豁免部位的抗原在生理条件下不引起免疫应答等，从而维持自身免疫耐受。

4．简述建立机体免疫耐受的方法，并举例说明其在临床医学中的应用。

答：建立机体免疫耐受的方法包括：①口服或静脉注射抗原，如口服热休克蛋白HSP65，能够诱导Treg细胞，并对类风湿关节炎有一定治疗效果；②使用可溶性抗原或自身抗原肽的拮抗剂，如治疗小鼠类风湿关节炎模型；③阻断共刺激信号，如以抗CD40L抗体阻断CD40-CD40L分子间的相互作用；④诱导免疫偏离，如尝试使用一些细胞因子诱导免疫应答向Th2型偏离，并抑制Th1和Th17细胞分化和功能；⑤骨髓和胸腺移植，如在系统性红斑狼疮等自身免疫病患者中，给患者移植骨髓及胚胎胸腺，可部分建立正常免疫系统的网络调节功能，减轻或缓解自身免疫病；⑥过继输入抑制性免疫细胞，如在体外扩增Treg，然后再输入到受者体内，有助于自身免疫病的控制。

5．简述打破机体免疫耐受的方法，并举例说明其在临床医学中的应用。

答：打破机体免疫耐受的方法包括：①阻断免疫抑制分子，如利用针对CTLA-4、PD-1等分子的封闭抗体阻断这些负向调节分子对免疫应答的抑制作用；②激活共刺激信号，如采用共刺激分子（CD40、4-1BB、GITR、OX-40等）的激动性抗体可以增强抗原特异性的T细胞应答；③减少Treg的数量和抑制Treg的功能，如利用抗CD25抗体，可以部分去除体内的Treg，增强免疫应答；④增强DC的功能，如应用免疫佐剂和刺激TLR的分子可促进DC的成熟；⑤细胞因子及其抗体的合理使用，GM-CSF与其他细胞因子联合应用，既可以支持粒/单核细胞生成，又可诱导DC成熟，用于增强抗肿瘤免疫应答的免疫治疗。

第十六章　免疫调节

应试习题

一、名词解释

1. 免疫调节（immunoregulation）
2. 内环境稳定（homeostasis）
3. 免疫复合物（immune complex，IC）

二、选择题

A 型题

1. 免疫复合物可通过受体交联作用，抑制 B 细胞活化，其中抗原与 BCR 结合，B 细胞表面与抗体分子结合的受体是
   A. FcγRⅡb
   B. FcεRⅠ
   C. FcγRⅢ
   D. CR1
   E. CD40
2. 参与补体系统激活正反馈调节的成分是
   A. C1
   B. C2
   C. C3
   D. C4
   E. CD55
3. 下列共刺激分子中，以负向调节免疫应答功能为主的是
   A. CD28
   B. CD40
   C. CTLA-4
   D. CD80
   E. CD86
4. 人类 Vγ9Vδ2 型 γδT 细胞可识别
   A. 寄生虫体表蛋白
   B. 细菌的细胞壁多糖成分
   C. 病毒核酸
   D. 真菌的菌体蛋白
   E. 支原体的磷酸化代谢产物
5. 与人类 Vγ9Vδ2 型 γδT 细胞拥有相同抑制性受体的细胞是
   A. Th1
   B. Th17
   C. CTL
   D. NK
   E. DC
6. 在 AICD 过程中，FasL 发挥作用需要通过靶细胞表达的
   A. CD25
   B. CD45
   C. CD55
   D. CD65
   E. CD95
7. 某患儿，出现全身淋巴结及脾肿大，血液学检查结果显示，溶血性贫血及中性粒细胞减少，诊断为自身免疫性淋巴细胞增生综合征（ALPS）。

该患儿可能存在基因突变的分子是

A．Fas 和 FasL

B．CD40 和 CD40L

C．CD28 和 CD80

D．TNF 和 TNFR

E．IL-2 和 CD25

三、问答题

1．简述免疫调节的生物学意义。

2．简述免疫分子的免疫调节作用机制。

3．简述免疫细胞对机体免疫系统的调节作用及其机制。

4．简述活化诱导的细胞死亡过程及其免疫学意义。

5．简述神经 - 内分泌 - 免疫网络的构成及其生物学意义。

参考答案

一、名词解释

1．免疫调节（immunoregulation）：免疫应答过程中免疫细胞间、免疫细胞与免疫分子间以及免疫系统与机体其他系统间相互作用，构成一个相互协调与制约的网络，感知机体免疫应答并实施调控，从而维持机体的内环境稳定。

2．内环境稳定（homeostasis）：维持人体生命、组织及器官生理功能所必需的条件。内环境最重要的特征是它们的理化性质能够保持相对恒定。

3．免疫复合物（immune complex，IC）：抗体与抗原结合所得到的一种复合物。

二、选择题

A 型题

1．A　IC 可以通过其抗原成分与 BCR 结合，抗体的 Fc 段与同一 B 细胞表面的 FcγRⅡb 结合，产生抑制信号，终止 B 细胞增殖分化和产生抗体。

2．C　在旁路途径中，存在 C3b 的正反馈环，即 C3bBb 裂解 C3，新生的 C3b 结合至“激活物”表面，B 因子与之结合并被 D 因子裂解，产生新的 C3bBb，从而形成正反馈放大环路。

3．C　CTLA-4 表达在活化的 T 细胞表面，能与 CD28 分子竞争结合 APC 表面的相应配体 -B7 分子，且结合力要高于 CD28 与 B7 分子的结合，因此抑制性分子 CTLA-4 起主导作用，其胞内区 ITIM 磷酸化，诱导产生 T 细胞活化抑制信号，对活化的 T 细胞产生负反馈调节作用。

4．E　人类 Vγ9Vδ2 型 γδT 细胞可识别来自支原体、细菌和寄生虫的磷酸化代谢产物和宿主细胞应激性上调表达的某些蛋白分子，激活后通过胞吐颗粒杀伤靶细胞。

5．D　Vγ9Vδ2 型 γδT 细胞的抑制性受体为 CD94/NKG2A，同 NK 细胞，可实施反馈调节。

6．E　活化诱导的细胞死亡（AICD）的机制是免疫细胞活化后表达Fas增加，活化的CTL和NK细胞大量表达和分泌FasL，FasL与免疫细胞表面的Fas结合，诱导细胞凋亡。Fas也称CD95。

7．A　Fas或FasL基因发生突变后，可因其产物无法相互结合而不能启动死亡信号转导，反馈调节难以奏效。

三、问答题

1．简述免疫调节的生物学意义。

答：免疫应答作为一种生理功能，无论是对自身成分的耐受，还是对“非己”抗原的排斥都是在免疫调节机制的控制下进行的。免疫调节贯穿整个免疫应答过程，由多种免疫分子、免疫细胞和机体多个系统共同参与。如果免疫调节功能失调或异常，将会导致机体发生自身免疫病、肿瘤、超敏反应或严重感染等有害的病理过程。

2．简述免疫分子的免疫调节作用机制。

答：具有免疫调节作用的免疫分子包括抗原、炎症因子、抗体、补体、细胞因子以及膜表面分子等。

（1）抗原对免疫应答的调节作用包括抗原性质、剂量和免疫途径等。

（2）抗体或免疫复合物对免疫应答的调节作用包括免疫复合物的免疫调节作用和独特型的免疫调节作用。其机制包括：①抗体与抗原结合，促进吞噬细胞对抗原的吞噬作用，使抗原在体内迅速被清除，从而降低抗原对免疫活性细胞或免疫记忆细胞的刺激作用，抑制抗体的进一步产生；②特异性IgG抗体可以与BCR竞争性结合抗原，产生阻断作用，抑制抗原对B细胞的刺激与活化；③受体交联效应：IC可以通过其抗原成分与BCR结合，抗体的Fc段与同一B细胞表面的FcγRⅡb结合，产生抑制信号，终止B细胞增殖分化和产生抗体。独特型免疫调节包括两方面：①抗体Ab1和Ab3是针对抗原的，可以增强对抗原的应答；② Ab2是针对Ab1的，可减弱或去除Ab1及其介导的抗原特异性应答。

（3）促炎症因子在清除病原体的过程中，如炎症介质过量可致局部或全身性疾病，为此，免疫系统启动相应的机制，调节相应信号通路，抑制炎症介质的释放，终止炎症反应。

（4）补体对免疫应答的调节作用。机体对补体系统活化存在着精细的调控机制，主要包括①控制补体活化的启动；②补体活性片段发生自发性衰变；③血浆和细胞膜表面存在多种补体调节蛋白，通过控制级联酶促反应过程中酶活性和MAC组装等关键步骤而发挥调节的作用。

（5）免疫细胞表面活化性受体和抑制性受体的免疫调节作用，包括信号转导中两类功能相反的分子、免疫细胞活化中两类功能相反的免疫受体、共刺激分子对T细胞增殖的反馈调节、B细胞通过FcγRⅡb受体实施对特异性体液应答的反馈调节、杀伤细胞抑制性受体调节NK细胞活性。

3．简述免疫细胞对机体免疫系统的调节作用及其机制。

答：免疫细胞可以通过分泌细胞因子或相互之间的直接接触，对免疫应答进行直接或间接地调控，从而维持免疫功能的正常进行和机体内环境的稳定。参与免疫调节的细胞主要包括调节性T细胞（Treg）、Th1、Th2和Th17。

（1）Treg的免疫调节机制主要包括：① Treg活化后能够抑制常规T细胞的活化与增

殖；② Treg 抑制效应 T 细胞表达 IL-2 及其细胞因子，从而发挥免疫抑制作用；③ Treg 对靶细胞的抑制作用是接触依赖性，但也能够分泌抑制性细胞因子，如 IL-10 和 TGF-β 等；④ Treg 能够以颗粒酶 B 或穿孔素依赖的方式介导效应 T 细胞或 APC 裂解，从而抑制免疫应答；⑤ Treg 还可以通过减弱共刺激信号及抑制抗原提呈作用等方式对 APC 进行负向调节。

（2）Th1 产生的 IFN-γ 可激活胞内一种称为 T-bet 的 Th1 亚群专一性转录因子，T-bet 可促进 IFNG 基因转录而抑制 IL-4 基因转录；相反，Th2 产生的 IL-4 可激活 Th2 亚群专一性转录因子 Gata-3，后者促进 IL-4 基因转录而抑制 IFNG 基因转录。其结果，Th1 和 Th2 成为一类各自以对方为负调节对象的细胞亚群。

（3）Th17 分泌的细胞因子作用于免疫或非免疫细胞，发挥免疫调节作用，并在组织炎症和自身免疫病的发生过程中发挥重要作用。

4．简述活化诱导的细胞死亡过程及其免疫学意义。

答：活化诱导的细胞死亡（AICD）指免疫细胞活化并发挥免疫效应后，诱导的一种自发的细胞凋亡。通常认为，AICD 的机制是免疫细胞活化后表达 Fas 增加，活化的 CTL 和 NK 细胞大量表达和分泌 FasL，FasL 与免疫细胞表面的 Fas 结合，诱导细胞凋亡。

5．简述神经 - 内分泌 - 免疫网络的构成及其生物学意义。

答：神经 - 内分泌 - 免疫网络的构成包括神经递质、内分泌激素、受体以及免疫细胞及免疫分子之间。生物学意义：神经细胞及内分泌细胞能够通过分泌神经递质或内分泌激素作用于免疫细胞发挥免疫调节功能。免疫细胞可以通过分泌 IL-1、IL-6、TNF-a 等细胞因子作用于神经元或内分泌细胞；同时免疫细胞可以通过分泌激素或神经肽等调控神经 - 内分泌系统。另外，小胶质细胞是中枢神经系统脑组织内的固有免疫细胞，直接负责对神经系统的免疫监视与调控。

第十七章　超敏反应

应试习题

一、名词解释

1．超敏反应（hypersensitivity）
2．变态反应（allergy）
3．变应原（allergen）
4．脱颗粒（degranulation）
5．特应性（atopy）
6．速发相（immedate reaction）
7．迟发相（late-phase reaction）
8．卫生假说（hygiene hypothesis）
9．Arthus 反应（Arthus reaction）
10．血清病（serum sickness）
11．迟发型超敏反应（delayed type hypersensitivity，DTH）
12．FcεRⅠ

二、选择题

A 型题

1．属于Ⅰ型超敏反应的是（2002 年执业医师资格考试题目）
　A．血清病
　B．过敏性休克
　C．免疫复合物性肾小球肾炎
　D．类风湿关节炎
　E．感染性迟发性超敏反应

2．Ⅱ型超敏性疾病是（2003 年执业医师资格考试题目）
　A．过敏性休克
　B．溶血
　C．变态反应性鼻炎
　D．血清病
　E．荨麻疹

3．Ⅱ型超敏反应（2004 年执业医师资格考试题目）
　A．由 IgG 介导
　B．属迟发型超敏反应
　C．与 NK 细胞无类
　D．与巨噬细胞无关
　E．不破坏细胞

4．参与Ⅱ型超敏反应的免疫球蛋白（Ig）是（2005 年执业医师资格考试题目）
　A．IgM/IgD
　B．IgM/IgG
　C．IgA/IgE
　D．IgM/IgA
　E．IgE/IgD

5. 属于Ⅲ型超敏反应性疾病的是（2007年执业医师资格考试题目）
A. 变态反应性鼻炎
B. 新生儿溶血
C. Arthus反应
D. 接触性皮炎
E. 支气管哮喘
6. 属于Ⅳ型超敏反应的特性，正确的是（2008年执业医师资格考试题目）
A. 由抗体介导
B. 发生进程迅速
C. 有单个核细胞浸润
D. 需激活补体
E. 一般不引起炎性坏死
7. 介导Ⅳ型超敏反应的免疫细胞是（2009年执业医师资格考试题目）
A. T细胞
B. B细胞
C. 嗜酸性粒细胞
D. 肥大细胞
E. 中性粒细胞
8. 在发生过程中，无需抗体参与的是
A. Ⅰ型超敏反应
B. Ⅱ型超敏反应
C. Ⅲ型超敏反应
D. Ⅳ型超敏反应
E. ADCC效应
9. 下列分子中，属于肥大细胞预存介质的是
A. 激肽原酶
B. 前列腺素
C. 血小板活化因子
D. 白三烯
E. 肿瘤坏死因子
10. 嗜酸性粒细胞可以对Ⅰ型超敏反应发挥一定的抑制作用，其机制是因为该细胞能够释放灭活白三烯的
A. 激肽原酶
B. 组胺酶
C. 环氧合酶
D. 乳酸脱氢酶
E. 芳基硫酸酯酶
11. 青霉素本身并无免疫原性，但其在弱碱性溶液中易降解，生成青霉烯酸，后者可以与体内的组织蛋白结合，刺激机体产生特异性的IgE，导致机体致敏，增加青霉素过敏性休克的发生概率，故一般青霉素需要现用现配，放置时间不能超过
A. 5min
B. 30min
C. 60min
D. 120min
E. 180min
12. Rh血型抗体可以通过胎盘进入胎儿体内，溶解胎儿的红细胞，引起流产、死胎或新生儿溶血症，这是因为该抗体一般是
A. IgA
B. IgD
C. IgE
D. IgG
E. IgM
13. 在Ⅲ型超敏反应发生过程中，与免疫病理损伤最相关的补体片段是
A. C1q
B. C2a
C. C3a
D. C4b
E. C5b
14. Ⅳ型超敏反应中，主要发挥作用的细胞因子包括
A. IL-3
B. IL-4
C. IL-8
D. IL-10
E. IL-12
15. Ⅳ型超敏反应中，主要发挥作用的细胞包括
A. B细胞

B．Th 细胞

C．肥大细胞

D．嗜酸性粒细胞

E．红细胞

B 型题

（1 ～ 2 题共用备选答案）

A．接触性皮炎

B．新生儿溶血病

C．支气管哮喘

D．荨麻疹

E．链球菌感染后肾小球肾炎

1．属于Ⅱ型超敏反应导致的疾病是

2．属于Ⅳ型超敏反应导致的疾病是

（3 ～ 4 题共用备选答案）（2011 年执业医师资格考试题目）

A．CTL 细胞

B．B 细胞

C．NK 细胞

D．浆细胞

E．肥大细胞

3．介导Ⅰ型超敏反应的细胞是

4．介导主要组织相容复合体（MHC）非限制杀伤的细胞是

（5 ～ 10 题共用备选答案）

A．FcεRⅠ

B．H1 受体

C．H2 受体

D．H3 受体

E．H4 受体

5．能与 IgE 高亲和力结合的是

6．介导肠道平滑肌收缩的是

7．使杯状细胞分泌黏液分子增加的是

8．刺激外分泌腺分泌增加的是

9．对肥大细胞和嗜碱性粒细胞发挥负反馈调节作用，抑制其脱颗粒的是

10．介导肥大细胞趋化作用的是

（11 ～ 17 题共用备选答案）

A．Ⅰ型超敏反应

B．Ⅱ型超敏反应

C．Ⅲ型超敏反应

D．Ⅳ型超敏反应

E．过敏样反应

11．突眼性甲亢是

12．桥本甲状腺炎是

13．重症肌无力是

14．结核病属于

15．血清病属于

16．类 Arthus 反应属于

17．支气管哮喘属于

三、问答题

1．以青霉素过敏性休克为例，简述Ⅰ型超敏反应的发病机制及其防治原则。

2．简述Ⅱ型超敏反应的发病机制及其代表性疾病。

3．简述Ⅲ型超敏反应的发病机制及其代表性疾病。

4．简述Ⅳ型超敏反应的发病机制及其代表性疾病。

5．列表比较四种类型超敏反应的特点。

参考答案

一、名词解释

1．超敏反应（hypersensitivity）：指机体受到某些抗原刺激时，出现生理功能紊乱或组织细胞损伤等异常的适应性免疫应答。

2．变态反应（allergy）：即Ⅰ型超敏反应，主要由特异性 IgE 抗体介导产生，可发生于局部也可发生于全身。

3．变应原（allergen）：能诱导机体产生 IgE，引起Ⅰ型超敏反应的抗原物质。

4．脱颗粒（degranulation）：肥大细胞的一种功能状态。肥大细胞通过其高亲和力 FcεRⅠ与变应原特异性 IgE 结合而处于致敏状态，当同一变应原再次出现并交联细胞表面 IgE 时，FcεRⅠ通过信号转导激活肥大细胞，导致颗粒与细胞膜融合，释放颗粒内生物学活性介质，称为脱颗粒。

5．特应性（atopy）：某些人接触环境中的普通抗原物质刺激后易发生Ⅰ型超敏反应性疾病，通常称他们为特异性个体，特应性的产生主要取决于个体的遗传背景。

6．速发相（immedate reaction）：通常在机体再次接触相同的变应原后数秒内发生，可持续数小时，主要由组胺、前列腺素等引起，表现为毛细血管扩张，血管通透性增加，平滑肌收缩，腺分泌增加。

7．迟发相（late-phase reaction）：一般在机体再次接触相同的变应原数小时后发作，可持续数天以上，表现为局部的以嗜酸性粒细胞、中性粒细胞、巨噬细胞、Th2 细胞和嗜碱性粒细胞浸润为特征的炎症反应。

8．卫生假说（hygiene hypothesis）：儿童早期接触相对卫生较差的环境，特别是易于引起感染的环境有助于防止特应症和过敏性哮喘的发生。

9. Arthus 反应：实验性局部过敏反应（Arthus 反应），家兔经皮下反复多次注射马血清，经 4 ~ 6 次注射后，注射局部出现水肿、出血和坏死等剧烈炎症反应，此现象由 Arthus 于 1903 年发现，称为阿蒂斯反应。

10．血清病：通常是在初次大量注射抗毒素（异种动物血清，如抗破伤风毒素和抗蛇毒血清）后 1 ~ 2 周发生，其主要临床症状是发热、皮疹、淋巴结肿大、关节肿痛和一过性蛋白尿等。

11．迟发型超敏反应（delayed type hypersensitivity，DTH）：由 T 细胞介导的免疫应答，与抗体和补体无关。效应 T 细胞与特异性抗原结合后，引起以单个核细胞浸润和组织损伤为主要特征的炎症反应。

12．FcεRⅠ：IgE Fc 段特异性结合的受体，为高亲和力受体。

二、选择题

A 型题

1．B　过敏性休克属于全身过敏性反应，包括药物过敏性休克和血清过敏性休克。

2．B　溶血常见于输血反应、新生儿溶血症、自身免疫性溶血性贫血和药物过敏性血细胞溶血症。

3．A　Ⅱ型超敏反应又称为溶细胞型或细胞毒型超敏反应，特点是由 IgG 或 IgM 类抗体与靶细胞表面相应抗原结合后，在补体、吞噬细胞和 NK 细胞参与下，引起的以细胞溶解或组织损伤为主的病理性免疫反应，发作较快。

4．B　参考第 3 题解析。

5．C　Arthus 反应是实验性局部Ⅲ型超敏反应。

6．C　Ⅳ型超敏反应由 T 细胞介导的免疫应答，与抗体和补体无关。效应 T 细胞与特异性抗原结合后，引起以单个核细胞浸润和组织损伤为主要特征的炎症反应。

7．A　抗原物质经 APC 摄取、加工成抗原肽 -MHC Ⅰ / Ⅱ类分子复合物，表达于 APC 表面，提呈给 T 细胞识别，并使之活化和分化为效应 T 细胞，或称致敏 T 细胞。

8．D　参考第 6 题解析。

9．A　肥大细胞预存的介质包括组胺和激肽原酶。

10．E　嗜酸性粒细胞能释放组胺酶和芳基硫酸酯酶，灭活肥大细胞释放的组胺和白三烯，对Ⅰ型超敏反应起到一定的抑制作用。

11．D　略。

12．D　IgG 类抗体可以穿过胎盘屏障，在新生儿抗感染免疫中起重要作用。

13．C　C3a 和 C5a 与肥大细胞或嗜碱性粒细胞上的 C3a 和 C5a 受体结合，使其释放组胺等活性介质，致局部毛细血管通透性增加，渗出增多，出现水肿。C3a 和 C5a 同时又可趋化中性粒细胞到沉积部位。

14．E　IL-12 激活 NK 细胞，诱导 CD4T 细胞分化成 Th1 细胞。Th1 是迟发型超敏反应中的效应 T 细胞，故也称为迟发型超敏反应 T 细胞。

15．B　参考第 6 题解析。

B 型题

1．B　血型为 Rh^- 的母亲由于输血、流产或分娩等原因接受 Rh^+ 红细胞刺激后，可产生抗 Rh 的 Ig 类抗体。再次妊娠且胎儿血型为 Rh^+ 时，Rh 抗体通过胎盘进入胎儿体内，溶解红细胞，引起流产、死胎或新生儿溶血症。母子间 ABO 血型不符引起的新生儿溶血症也没少见，但症状较轻。

2．A　接触性皮炎为典型的接触性迟发型超敏反应。通常是由于接触小分子半抗原物质，如油漆、染料、农药、化妆品和某些药物（磺胺和青霉素）等引起。

3．E　介导Ⅰ型超敏反应的细胞有肥大细胞、嗜碱性粒细胞和嗜酸性粒细胞。

4．A　CTL 可以直接识别和杀伤靶细胞。

5．A　与 IgE Fc 段特异性结合的受体有两种：FcεRⅠ（高亲和力受体）和 FcεRⅡ（低亲和力受体）。

6. B　H1 介导肠道和支气管平滑肌的收缩，小静脉通透性增加和杯状细胞黏液分泌增多。

7．B　参考上一题解析。

8．C　H2 介导血管扩张和通透性增强，刺激外分泌腺的分泌。

9．C　肥大细胞和嗜碱性粒细胞上的 H2 发挥负反馈调节作用，抑制脱颗粒。

10．E　肥大细胞上 H6 具有趋化作用。

11．B　抗甲状腺刺激素（TSH）受体的 IgG 类自身抗体能高亲和力结合 TSH 受体，刺激甲状腺细胞持续分泌大量甲状腺激素，引起甲状腺功能亢进症。

12. B　桥甲状腺炎即慢性淋巴细胞性甲状腺炎，患者血清中可检测出甲状腺自身抗体，属于非感染性自身免疫病。

13．B　重症肌无力是一种特殊的Ⅱ型超敏反应，即抗体阻抑型超敏反应。患者体内产生针对肌肉突触后膜上乙酰胆碱受体的自身抗体是引发疾病的主要原因。

14．D　感染性迟发型超敏反应多发生于胞内寄生物感染，如结核分枝杆菌等分枝杆菌和某些原虫感染等。结核菌素试验为典型的实验性感染性迟发型超敏反应。

15．C　血清病属于全身性免疫复合物病，是由于患者体内新产生的针对抗毒素的抗体与大量未排出的抗毒素结合形成大量中等大小免疫复合物所致。

16．C　类 Arthus 反应属于局部免疫复合物病，胰岛素依赖型糖尿病患者局部反复注射胰岛素后可刺激机体产生相应 IgG 类抗体，若再次注射胰岛素，在注射局部出现红肿、出血和坏死等类似 Arthus 反应的炎症反应。

17．A　支气管属于呼吸道过敏反应，因吸入花粉、尘螨、真菌等变应原或呼吸道病原微生物感染而引起。

三、问答题

1．以青霉素过敏性休克为例，简述Ⅰ型超敏反应的发病机制及其防治原则。

答：药物过敏性休克，以青霉素引发最为常见。青霉素本身无免疫原性，但其降解产物青霉噻唑醛或青霉烯酸与体内组织蛋白共价结合形成青霉噻唑蛋白或青霉烯酸蛋白后，可获得免疫原性，能刺激机体产生特异性 IgE 抗体，使肥大细胞和嗜碱性粒细胞致敏。当机体再次接触青霉噻唑蛋白或青霉烯酸蛋白时，即可通过交联结合致敏靶细胞表面特异性 IgE 分子而引起过敏反应，重者可发生过敏性休克甚至死亡。青霉素制剂在弱碱性溶液中易形成青霉烯酸，因此使用青霉素时应临用前配制，放置后不可使用。临床发现少数人在初次注射青霉素时也可发生过敏性休克，这可能与患者曾经使用过被青霉素污染的注射器等医疗器械，或吸入空气中青霉菌孢子而使机体处于致敏状态有关。

2．简述Ⅱ型超敏反应的发病机制及其代表性疾病。

答：Ⅱ型超敏反应又称为溶细胞型或细胞毒型超敏反应。正常组织细胞、改变了抗原性的自身组织细胞和被抗原或抗原表位结合而修饰的自身组织细胞，均可成为Ⅱ型超敏反应中被攻击的靶细胞。参与Ⅱ型超敏反应的抗体主要是 IgG 和 IgM 类抗体。抗体与靶细胞表面抗原结合后通过激活补体和效应细胞（巨噬细胞、中性粒细胞和 NK 细胞），杀伤靶细胞。其主要杀伤机制包括：① IgG 或 IgM 与靶细胞表面抗原结合后，通过经典途径激活补体溶解靶细胞，并通过补体裂解片段的调理巨噬细胞作用，介导吞噬细胞杀伤靶细胞；② IgG 与靶细胞特异性结合后，通过其 Fc 段与效应细胞表面的 Fc 受体结合，经调整吞噬和 ADCC 作用，介导吞噬细胞或 NK 细胞杀伤靶细胞。临床常见疾病包括输血反应、新生儿溶血症、自身免疫性溶血性贫血等。

3．简述Ⅲ型超敏反应的发病机制及其代表性疾病。

答：Ⅲ型超敏反应又称为免疫复合物型或血管炎型变态反应。其机制是由于血管通透性增加、血管内高压及形成涡流致使抗原 - 抗体复合物沉积组织，通过活化补体、中性粒细胞集聚和活化血小板导致血管炎症性组织损伤。代表性疾病有局部免疫复合物病（Arthus 反应和类 Arthus 反应）和全身性免疫复合物病（血清病和链球菌感染后肾小球肾炎）。

4．简述Ⅳ型超敏反应的发病机制及其代表性疾病。

答：Ⅳ型超敏反应又称迟发型超敏反应，是 T 细胞介导的免疫应答，与抗体和补体无关。效应 T 细胞主要为 $CD4^{+}$Th1 细胞和 $CD8^{+}$CTL，$CD4^{+}$Th2 和 Th17 细胞也可参与。Th1 细胞释放细胞因子活化 CTL 和巨噬细胞，导致局部组织损伤；CTL 也可直接识别和杀伤靶细胞。Th2 细胞释放细胞因子和趋化因子，趋化和活化嗜酸性粒细胞，分泌细胞毒性分子和炎性介质，致组织炎性损伤。

5．列表比较四种类型超敏反应的特点。

答：

四种类型超敏反应的特点

抗体、效应	Ⅰ型	Ⅱ型	Ⅲ型	Ⅳ型	
T 细胞	IgE	IgG、IgM	IgG	Th1、CTL	Th2
抗原	可溶性抗原	细胞性抗原	可溶性抗原	可溶性抗原、细胞性抗原	可溶性抗原
效应机制	变应原与结合在肥大细胞或嗜碱性粒细胞上的 IgE 结合并交联，使细胞释放活性介质，引起平滑肌收缩、血管扩张通透性增强、黏膜腺体分泌增加	抗体与细胞性抗原结合，通过激活补体和 ADCC 破坏细胞	抗原 - 抗体复合物沉积组织，通过活化补体、中性粒细胞集聚和活化血小板导致血管炎症性组织损伤	Th1 细胞释放细胞因子活化 CTL 和巨噬细胞，导致局部组织损伤；CTL 也可直接识别和杀伤靶细胞	Th2 细胞释放细胞因子和趋化因子，趋化和活化嗜酸性粒细胞，分泌细胞毒性分子和炎性介质，致组织炎性损伤
临床常见病举例	药物过敏性休克、支气管哮喘、枯草热、食物过敏症、湿疹等	输血反应、新生儿溶血症、药物过敏性血细胞减少症等	Arthus 反应、血清病、肾小球肾炎、类风湿关节炎等	接触性皮炎、结核性损伤	慢性哮喘、慢性变应性鼻炎

第十八章　自身免疫病

应试习题

一、名词解释

1．自身反应 T 细胞（autoreactive T lymphocyte）
2．自身抗体（autoantibody）
3．自身免疫（autoimmunity）
4．自身免疫病（autoimmune diseases，AID）
5．隐蔽抗原 / 隔离抗原（secluded antigen / sequested antigen）
6．类风湿因子（rheumatoid factor，RF）
7．分子模拟（molecular mimicry）
8．优势表位（dominant epitope）
9．隐蔽表位（cryptic epitope）
10．表位扩展（dominant epitope）
11．系统性红斑狼疮（systemic lupus erythematosus，SLE）
12．多发性硬化（multiple sclerosis，MS）
13．器官特异性自身免疫病（organ specific autoimmune disease）
14．长效甲状腺刺激抗体（long activating thyroid-stimulating antibody）
15．重症肌无力（myasthenia gravis，MS）
16．实验性变应性脑脊髓炎（EAE）

二、选择题

A 型题

1．不属于器官特异性自身免疫病的是（2013 年执业医师资格考试题目）
A．慢性甲状腺炎
B．恶性贫血
C．重症肌无力
D．特发性血小板减少性紫癜
E．类风湿关节炎

2．引起链球菌感染后肾小球肾炎的主要原因是
A．分子模拟
B．隐蔽抗原释放
C．表位扩展
D．自身抗原改变
E．调节性 T 细胞功能失调

3．某患者，男，48 岁，双侧指掌关节肿胀疼痛，晨僵。实验室检查结果显示：RF（+）。诊断为类风湿关节炎，其发病的主要机制是
A．分子模拟
B．隐蔽抗原释放
C．表位扩展

D．自身抗原改变
E．免疫忽视被打破
4．在下列分子中，能与类风湿关节炎患者体内存在的类风湿因子发生结合的是变性的
A．IgA
B．IgD
C．IgE
D．IgG
E．IgM
5．与多发性硬化症发病关系最密切的抗原是
A．血红蛋白
B．髓鞘碱性蛋白
C．促甲状腺激素受体
D．核蛋白
E．胶原蛋白
6．交感性眼炎发病的主要机制是
A．分子模拟
B．隐蔽抗原释放
C．表位扩展
D．自身抗原改变
E．淋巴细胞被多克隆激活
7．下列自身免疫病中，属于自身抗体直接破坏细胞导致的是
A．Grave 病
B．重症肌无力
C．系统性红斑狼疮
D．类风湿关节炎
E．自身免疫性血小板减少性紫癜
8．下列自身免疫病中，属于自身抗体介导细胞功能紊乱导致的是
A．自身免疫性溶血
B．重症肌无力
C．系统性红斑狼疮
D．类风湿关节炎
E．自身免疫性血小板减少性紫癜
9．下列自身免疫性疾病中，属于免疫复合物介导组织损伤导致的是
A．自身免疫性溶血
B．重症肌无力
C．系统性红斑狼疮
D．多发性硬化症
E．自身免疫性血小板减少性紫癜
10．下列自身免疫性疾病中，属于自身反应性 T 细胞介导的是
A．Grave 病
B．重症肌无力
C．系统性红斑狼疮
D．1 型糖尿病
E．自身免疫性血小板减少性紫癜
11．下列自身免疫病中，属于全身性自身免疫病的是
A．Grave 病
B．重症肌无力
C．系统性红斑狼疮
D．桥本甲状腺炎
E．1 型糖尿病
12．引起恶性贫血的自身抗原是
A．胃壁细胞内因子
B．乙酰胆碱受体
C．胰岛素受体
D．血型抗原
E．血小板糖蛋白
13．在自身免疫病的治疗中，属于去除自身免疫病诱发因素的措施是
A．控制微生物的持续感染
B．口服抗原诱导免疫耐受
C．应用抗 CD3 抗体
D．应用抗 TNF 抗体
E．应用环孢素
14．在自身免疫病的治疗中，属于重建机体对自身抗原特异性免疫耐受的措施是
A．控制微生物的持续感染
B．口服抗原诱导免疫耐受
C．应用抗 CD3 抗体
D．应用抗 TNF 抗体
E．应用环孢素
15．通过补充维生素 B_{12}，可以治疗的

自身免疫病是
A．Ⅰ型糖尿病
B．桥本甲状腺炎
C．系统性红斑狼疮
D．类风湿关节炎
E．恶性贫血

B 型题

（1 ～ 5 题共用备选答案）
A．精子
B．表皮成分
C．基底膜Ⅳ型胶原
D．变性的 IgG
E．免疫复合物

1．引起肺出血 - 肾炎综合征的抗原是
2．引起寻常性天疱疮的抗原是
3．引起不孕症的抗原是
4．引起类风湿关节炎的抗原是
5．引起强直性脊柱炎的是

三、问答题

1．简述自身免疫病的诱发因素。
2．简述自身免疫病的病理损伤机制。
3．简述自身免疫病的基本特征及其防治原则。

参考答案

一、名词解释

1．自身反应 T 细胞（autoreactive T lymphocyte）：攻击并损伤表达相应自身抗原的靶器官组织，导致自身免疫病发生的 T 细胞。

2．自身抗体（autoantibody）：针对自身组织、器官、细胞及细胞成分的抗体。

3．自身免疫（autoimmunity）：在免疫耐受状态下，一定量的自身反应性 T 细胞和自身抗体普遍存在于所有个体的外周免疫系统中，有利于协助清除衰老变性的自身成分，对维持免疫系统的自身免疫稳定具有重要的生理学意义，被称为自身免疫。

4．自身免疫病（autoimmune diseases，AID）：在某些内因和外因诱发下，自身免疫耐受状态被打破，持续迁延的自身免疫对自身抗原产生异常的免疫应答，造成了自身细胞破坏、组织损伤或功能异常，导致的临床病症。

5．隐蔽抗原 / 隔离抗原（secluded antigen / sequested antigen）：存在于免疫隔离部位的自身抗原成分。

6．类风湿因子（rheumatoid factor，RF）：抗原性发生变化的自身 IgG，可刺激机体产生针对此 IgG 的 IgM 类自身抗体。

7．分子模拟（molecular mimicry）：有些微生物与人体细胞或细胞外成分有相同或类似的抗原表位，在感染人体后激发针对微生物抗原的免疫应答，也能攻击含有相同或类似表位的人体细胞或细胞外成分，这种现象被称为分子模拟。

8．优势表位（dominant epitope）：也称原发表位（primary epitopes），是在一个抗原分子的众多表位中首先激发免疫应答的表位。

9．隐蔽表位（cryptic epitope）：也称继发表位（secondary epitopes），其隐藏于抗原内部或密度较低，是在一个抗原分子的众多表位中后续刺激免疫应答的表位。

10．表位扩展（dominant epitope）：指免疫系统先针对抗原的优势表位发生免疫应答，如果未能及时清除抗原，可相继对隐蔽表位发生免疫应答。

11．系统性红斑狼疮（systemic lupus erythematosus，SLE）：是由多种抗 DNA 和抗组蛋白的自身抗体与相应抗原形成大量的免疫复合物沉淀在皮肤、肾小球、关节、脑等部位的小血管壁，激活补体，造成组织细胞损伤所引起的全身性自身免疫病。

12．多发性硬化（multiple sclerosis，MS）：患者体内存在髓鞘碱性蛋白（MBP）特异性 $CD4^{+}$Th1 细胞，可浸润脑组织，引起中枢神经系统典型的炎症损伤。

13．器官特异性自身免疫病（organ specific autoimmune disease）：患者的病变一般局限于某一特定的器官，由针对特定器官的靶抗原的自身免疫反应引起。

14．长效甲状腺刺激抗体（long activating thyroid-stimulating antibody）：该自身抗体可高亲和力持续结合甲状腺上皮细胞膜上的 TSH 受体，模拟 TSH 效应，导致甲状腺上皮细胞长期分泌过量的甲状腺素，引起甲亢。

15．重症肌无力（myasthenia gravis，MS）：是由抗乙酰胆碱受体的自身抗体引起，以骨骼肌进行性无力为特征的自身免疫病。

16．实验性变应性脑脊髓炎（EAE）：用于研究多发性硬化症的动物模型。即对小鼠注射二次脊髓匀浆和完全弗氏佐剂的混合制剂，可产生慢性复发性实验性变态反应性脑脊髓炎，其具有类似于多发性硬化症的病理改变。

二、选择题

A 型题

1．E　自身免疫病分为器官特异性自身免疫病和全身特异性自身免疫病。器官特异性自身免疫病是指患者的病变一般局限于某一特定的器官，由针对特定器官的靶抗原的自身免疫反应引起。全身特异性自身免疫病由针对多种器官和组织的靶抗原的自身免疫反应引起，患者的病变可见于多种器官和组织，病变分布广泛，如皮肤、肾和关节等均发生病变，表现出各种相关临床体征和症状。类风湿关节炎属于全身特异性自身免疫病。

2．A　分子模拟是指有些微生物与人体细胞或细胞外成分有相同或类似的抗原表位，在感染人体后激发针对微生物抗原的免疫应答，也能攻击含有相同或类似表位的人体细胞或细胞外成分的现象。A 型溶血性链球菌细胞壁 M 蛋白抗原与人肾小球基底膜有相似表位，该菌感染刺激产生的特异性抗体，可与肾部位的相似表位发生交叉反应，引起肾小球肾炎。

3．D　抗原性发生变化的自身 IgG，可刺激机体产生针对此 IgG 的 IgM 类自身抗体，称为类风湿因子。类风湿关节炎是由类风湿因子和变性的自身 IgG 形成的免疫复合物所引发的。

4．D　类风湿关节炎是由类风湿因子和变性的自身 IgG 形成的免疫复合物所引发的。

5．B　多发性硬化症患者体内存在髓鞘碱性蛋白（MBP）特异性 $CD4^+$Th1 细胞，可浸润脑组织，引起中枢神经系统典型的炎症损伤。

6．B　免疫豁免部位（如眼球等），其中的某些自身抗原成分（如眼晶状体等）和免疫系统相对隔离，因此在免疫系统发育过程中，针对这些隔离自身抗原的淋巴细胞克隆未被诱导免疫耐受，而存在于外周免疫器官中。存在于免疫隔离部位的自身抗原成分称为隐蔽抗原。由于眼的外伤，使眼晶状体蛋白进入血液和淋巴液，刺激免疫系统产生特异性 CTL，此 CTL 可对健侧眼组织发动攻击，引发自身免疫性交感型眼炎。

7．E　自身免疫性血小板减少性紫癜是抗血小板自身抗体介导的自身免疫病，是自身抗体直接介导细胞破坏。Grave 病、重症肌无力是自身抗体介导细胞功能异常导致的。系统性红斑狼疮、类风湿关节炎是自身抗体与自身抗原形成免疫复合物介导的组织损伤。

8．B　重症肌无力是由抗乙酰胆碱受体的自身抗体引起的以骨骼肌进行性无力为特征的自身免疫病，是自身抗体介导细胞功能异常导致的。自身免疫性溶血、自身免疫性血小板减少性紫癜是自身抗体直接介导细胞破坏。系统性红斑狼疮、类风湿关节炎是自身抗体与自身抗原形成免疫复合物介导的组织损伤。

9．C　SLE 是由多种抗 DNA 和抗组蛋白的自身抗体与相应抗原形成大量的免疫复合物沉积在皮肤、肾小球、关节、脑等部位的小血管壁，激活补体，造成组织细胞损伤所引起的全身性自身免疫病，属于免疫复合物介导组织损伤。自身免疫性溶血、自身免疫性血小板减少性紫癜是自身抗体直接介导细胞破坏。重症肌无力是自身抗体介导细胞功能异常导致的。多发性硬化症是自身反应性 T 淋巴细胞介导的自身免疫病。

10．D　胰岛素依赖性糖尿病患者体内存在的自身反应性 $CD8^+$CTL 可持续杀伤胰岛中的 β 细胞，致使胰岛素的分泌严重不足，属于自身反应性 T 淋巴细胞介导的自身免疫病。Grave 病、重症肌无力是自身抗体介导细胞功能异常导致的。系统性红斑狼疮是自身抗体与自身抗原形成免疫复合物介导的组织损伤。自身免疫性血小板减少性紫癜是自身抗体直接介导细胞破坏。

11．C　自身免疫病分为器官特异性和全身特异性自身免疫病。器官特异性自身免疫病是指患者的病变一般局限于某一特定的器官，由针对特定器官的靶抗原的自身免疫反应引起。全身性自身免疫病由针对多种器官和组织的靶抗原的自身免疫反应引起，患者的病变可见于多种器官和组织，病变分布广泛，如皮肤、肾和关节等均发生病变，表现出各种相关临床体征和症状。SLE 是由多种抗 DNA 和抗组蛋白的自身抗体与相应抗原形成大量的免疫复合物沉淀在皮肤、肾小球、关节、脑等部位的小血管壁，激活补体，造成组织细胞损伤所引起的全身性自身免疫病。其他选项都是器官特异性自身免疫病。

12．A　引起恶性贫血的自身抗原是胃壁细胞内因子。引起重症肌无力的自身抗原是乙酰胆碱受体。引起胰岛素抗性糖尿病的自身抗原是胰岛素受体。引起自身免疫性溶血性贫血的自身抗原是血型抗原或药物。引起自身免疫性血小板减少性紫癜的自身抗原是血小板糖蛋白。

13．A　在自身免疫病的治疗中，去除自身免疫病诱发因素的措施包括：①预防和控制微生物感染；②谨慎使用能引发自身免疫病的药物。选项 B 属于重建机体对自身抗原进行特异性免疫耐受的措施。选项 C、D、E 属于通过抑制对自身抗原进行免疫应答的措施。

14．B　在自身免疫病的治疗中，属于重建机体对自身抗原进行特异性免疫耐受的措施包括：①通过口服自身抗原诱导免疫耐受；②通过模拟胸腺阴性选择诱导免疫耐受。选项A属于去除自身免疫病诱发因素的措施。选项C、D、E属于通过抑制对自身抗原进行免疫应答的措施。

15．E　恶性贫血是由抗内因子的自身抗体引起的。内因子是胃壁细胞产生的一种可协助小肠吸收维生素B_{12}的蛋白质。自身抗体结合内因子后，维生素B_{12}吸收受阻，造成维生素B_{12}缺乏，进而使红细胞生成障碍，发生贫血。故通过补充维生素B_{12}可以治疗恶性贫血。

B 型题

1．C　基底膜Ⅳ型胶原能引起肺出血-肾炎综合征。

2．B　表皮成分能引起寻常性天疱疮。

3．A　精子功能异常能引起不孕症。

4．D　引起类风湿关节炎的自身抗原是变性的IgG。

5．E　引起强直性脊柱炎的是免疫复合物。

三、问答题

1．简述自身免疫病的诱发因素。

答：自身免疫病的诱发因素有：

（1）抗原因素：①免疫隔离部位抗原的释放，②自身抗原的改变，③分子模拟，④表位扩展。

（2）遗传因素：①人类自身免疫病的易感性与HLA相关；②与自身免疫病发生相关的其他基因，如补体成分C1q和（或）C4基因、DNA酶基因。

（3）其他因素：①性别因素，②年龄因素，③环境因素。

2．简述自身免疫病的病理损伤机制。

答：自身抗体和（或）自身反应性T淋巴细胞所介导的、对自身细胞或自身成分发生的免疫应答是导致自身免疫疾病病理损伤的原因，其发病机制与超敏反应的发生机制相同。针对自身抗原发生的免疫应答可以通过下述一种或几种方式共同作用导致免疫损伤或功能异常，继而发生自身免疫病。

（1）自身抗体介导：①自身抗体直接介导细胞破坏，②自身抗体介导细胞功能异常，③自身抗体与自身抗原形成免疫复合物介导组织损伤。

（2）自身反应性T淋巴细胞介导。

3．简述自身免疫病的基本特征及其防治原则。

答：（1）自身免疫病有下述基本特征：①患者体内可检测到高效价的自身抗体和（或）自身反应性T细胞；②自身抗体和（或）自身反应性T细胞介导对自身细胞或自身成分的免疫应答，造成损伤或功能障碍；病情转归与自身免疫应答的强度相关；应用免疫抑制剂治疗有效；③病变组织中有Ig沉淀或淋巴细胞浸润；④通过血清或淋巴细胞可以被动转移疾病；应用自身抗原或自身抗体可以复制出具有相似病理变化的动物模型。

（2）自身免疫病防治原则：自身免疫病是免疫耐受异常所引起的对自身抗原的免疫应答，因此，免疫治疗策略是：去除引起免疫耐受异常的因素，抑制对自身抗原的免疫应答，重建对自身抗原的特异性免疫耐受。

第十九章 免疫缺陷病

应试习题

一、名词解释

1．免疫缺陷病（immunodeficiency disease，IDD）
2．原发性免疫缺陷病 / 先天性免疫缺陷病（primary immunodeficiency disease，PIDD / congenital immunodeficiency disease，CIDD）
3．获得性免疫缺陷病（acquired immunodeficiency disease，AIDD）
4．重症联合免疫缺陷病（severe combined immunodeficiency disease，SCID）
5．普通变异型免疫缺陷病（common variable immunodeficiency disease，CVID）
6．慢性肉芽肿病（chronic granulomatous disease，CGD）
7．获得性免疫缺陷综合征（acquired immunodeficiency syndrome，AIDS）
8．人类免疫缺陷病毒（human immunodeficiency virus，HIV）
9．Di George 综合征
10．Wiskott-Aldrich 综合征（WAS）

二、选择题

A 型题

1．获得性免疫缺陷综合征患者主要受损的靶细胞是
A．$CD8^+T$ 细胞
B．B1 细胞
C．$CD4^+T$ 细胞
D．NK 细胞
E．B2 细胞

2．原发性免疫缺陷易出现的主要疾病是（2001 年执业医师资格考试题目）
A．自身免疫病
B．肿瘤
C．白血病
D．艾滋病
E．反复感染

3．关于 Di Geoige 综合征的叙述，错误的是（2003 年执业医师资格考试题目）
A．患者抗病毒免疫力降低
B．患者先天性胸腺发育不全
C．患者结核菌素试验阴性
D．患者体液免疫功能不受影响
E．患者细胞免疫功能缺陷

4．男性，患儿。出生后表现持续性鹅口疮，9 个月后因真菌性肺炎死亡。尸检发现其胸腺发育不全。此患者发生持续感染主要由于（2004 年执业医师资格考试题目）
A．继发性免疫缺陷
B．细胞免疫缺陷
C．体液免疫缺陷
D．吞噬细胞缺陷
E．补体系统缺陷

5．慢性肉芽肿病的发生原因是（2005

年执业医师资格考试题目）
A．先天性胸腺发育不全
B．吞噬细胞功能缺陷
C．细胞发育和（或）功能异常
D．补体某些组分缺陷
E．T、B 细胞混合缺陷

6．人类免疫缺陷病毒的受体是
A．CD2
B．CD3
C．CD4
D．CD8
E．CD28

7．下列免疫缺陷病患者中，存在血小板寿命缩短的是
A．Bruton 病
B．遗传性血管神经性水肿
C．选择性 IgA 缺陷症
D．Wiskott-Aldrich 综合征
E．Di george 综合征

8．遗传性血管神经性水肿属于
A．重症联合免疫缺陷病
B．补体缺陷病
C．低丙种球蛋白血症
D．白细胞黏附缺陷病
E．T 细胞功能缺陷

9．下列疾病中，属于吞噬功能缺陷的是
A．X 连锁低丙种球蛋白血症
B．遗传性血管神经性水肿
C．选择性 IgA 缺陷症
D．慢性肉芽肿病
E．阵发性夜间血红蛋白尿

10．目前已经采用基因治疗并取得成功的免疫缺陷病是
A．X 连锁低丙种球蛋白血症
B．遗传性血管神经性水肿
C．ADA 缺陷症
D．Wiskott-Aldrich 综合征
E．Di george 综合征

11．引起获得性免疫缺陷病最常见的原因是
A．HIV 感染
B．恶性肿瘤
C．营养不良
D．胚胎发育障碍
E．大量使用糖皮质激素

12．HIV-2 的特点是
A．致病能力强
B．病程较短
C．感染者占艾滋病患者的 95%
D．局限于非洲西部
E．症状较重

13．阵发性夜间血红蛋白尿 GPI 锚定蛋白缺陷导致的，其涉及的主要分子是
A．CD5 和 CD9
B．CD25 和 CD19
C．CD15 和 CD49
D．CD55 和 CD59
E．CD75 和 CD79

14．树突状细胞表面的 DC-SIGN 是 HIV 的受体，其能够结合的病毒蛋白是
A．gp24
B．gp41
C．gp70
D．gp120
E．gp130

15．可用于 HIV 感染确认实验的检测方法是
A．ELISA
B．ELISPOT
C．免疫印迹技术
D．免疫荧光技术
E．免疫胶体金标记技术

B 型题

（1 ~ 5 题共用备选答案）
A．联合重症免疫缺陷病
B．胸腺发育不全
C．抗体缺陷
D．吞噬功能缺陷

E．补体缺陷

1．阵发性夜间血红蛋白尿属于

2．Di george 综合征属于

3．慢性肉芽肿病属于

4．Bruton 病属于

5．ADA 缺陷症属于

三、问答题

1．简述原发性免疫缺陷病的临床特点。

2．简述联合免疫缺陷病的常见种类及其可能的发病机制。

3．简述获得性免疫缺陷病的类型及其发病机制。

4．简述 AIDS 的发病机制、诊断方法及其可能的传播途径。

5．简述免疫缺陷病的防治原则。

参考答案

一、名词解释

1．免疫缺陷病（immunodeficiency disease，IDD）：由于遗传因素或其他多种原因造成免疫系统先天发育不全或后天损伤而导致的免疫成分缺失、免疫功能障碍所引起的临床综合病症。

2．原发性免疫缺陷病 / 先天性免疫缺陷病（primary immunodeficiency disease，PIDD / congenital immunodeficiency disease，CIDD）：由于免疫系统遗传基因异常或先天性免疫系统发育障碍而致免疫功能不全引起的疾病，常见于婴幼儿。

3．获得性免疫缺陷病（acquired immunodeficiency disease，AIDD）：后天因素造成的、继发于某些疾病或使用药物后产生的免疫缺陷病。

4．重症联合免疫缺陷病（severe combined immunodeficiency disease，SCID）：源自骨髓干细胞的 T、B 细胞发育障碍或缺乏细胞间相互作用所致的疾病，多见于新生儿和婴幼儿。

5．普通变异型免疫缺陷病（common variable immunodeficiency disease，CVID）：一种常见的低丙种球蛋白血症，曾被称为获得性（或成人型、迟发性）低丙种球蛋白血症，为一组遗传方式不定，病因尚不明确，主要影响抗体合成的 PIDD。

6．慢性肉芽肿病（chronic granulomatous disease，CGD）：常见的吞噬细胞功能缺陷性疾病，因呼吸爆发缺陷所致。多数为 X 连锁遗传，即 X 连锁慢性肉芽肿病；少数为常染色体隐性遗传，男女均可发病。

7．获得性免疫缺陷综合征（acquired immunodeficiency syndrome，AIDS）：因 HIV 侵入机体，引起细胞免疫严重缺陷，导致以机会性感染、恶性肿瘤和神经系统病变为特征的临床综合征。

8．人类免疫缺陷病毒（human immunodeficiency virus，HIV）：即艾滋病（AIDS，获得

性免疫缺陷综合征）病毒，是造成人类免疫系统缺陷的一种病毒。它是一种感染人类免疫系统细胞的慢病毒，属逆转录病毒的一种。

9．Di George 综合征：又称为先天性胸腺发育不全，是由于 22 号染色体 q11.2 缺失，使胚胎早期第Ⅲ和第Ⅳ对咽囊发育不全所引发的一种免疫缺陷病。

10．Wiskott-Aldrich 综合征（WAS）：即伴湿疹和血小板减少的免疫缺陷病，为 X 连锁遗传，发病机制是 X 染色体短臂编码 WAS 蛋白的基因缺陷。

二、选择题

A 型题

1．C　HIV 主要侵犯宿主的 $CD4^+$ 细胞。HIV 通过其外膜的糖蛋白 gp120 与靶细胞膜表面 CD4 分子结合。

2．E　此题问的是易出现的主要疾病，反复感染是易出现的主要疾病。其他选项的疾病可能发生。

3．D　Di Geoige 综合征也称为先天性胸腺发育不全。患者体内 T 细胞数量显著降低，T 细胞介导的免疫应答功能障碍，B 细胞的数量虽然正常，但其对 TD 抗原的刺激不能产生相应的特异性抗体，所以体液功能也受影响。

4．B　该患儿先天性胸腺发育不全，即原发性 T 细胞缺陷，该病患者容易发生反复感染病毒、真菌、原虫及胞内寄生菌等各种病原体，即出现了持续性鹅口疮、真菌性肺炎。

5．B　吞噬细胞功能缺陷，杀菌过程受阻，被吞噬的细菌能在细胞内继续存活和繁殖，并随吞噬细胞游走散播至全身各处。持续的慢性感染可引起吞噬细胞在局部聚集，并持续刺激 $CD4^+$T 细胞形成肉芽肿。

6．C　HIV 主要侵犯宿主的 $CD4^+$ 细胞。

7．D　WAS 即伴湿疹和血小板减少的免疫缺陷病，临床表现以反复细菌感染、血小板减少症（血小板数目减少，寿命缩短）和皮肤湿疹为特征。

8．B　遗传性血管神经性水肿为常见的补体缺陷，由 C1INH 基因缺陷所致。这种补体蛋白缺乏可引起 C2 裂解失控，C2a 产生过多，导致血管通透性增高。

9．D　吞噬细胞功能缺陷，杀菌过程受阻，被吞噬的细菌能在细胞内继续存活和繁殖，并随吞噬细胞游走散播至全身各处。持续的慢性感染可引起吞噬细胞在局部聚集，并持续刺激 $CD4^+$T 细胞形成肉芽肿。

10．C　腺苷脱氨酶（ADA）缺陷是单基因缺陷所致，通过基因治疗可获得良好疗效。分离患者 $CD34^+$ 细胞，转染正常 ADA 基因后再回输体内，可成功治疗 ADA 缺乏导致的 SCID。

11．C　营养不良是引起获得性免疫缺陷病最常见的病因。

12．D　HIV-2 型致病能力较弱，病程较长，症状较轻，主要局限于非洲西部。HIV-1 型引起约 95% 的 AIDS。

13．D　阵发性夜间血红蛋白尿的发病机致是红细胞葡萄糖磷酸异构酶（GPI）的 pig-a 基因翻译后修饰缺陷。补体调节成分 DAF/CD55 和 MIRL/CD59 是补体溶细胞效应的抑制因子，他们通过 GPI 锚定在细胞膜上。由于 GPI 合成障碍，患者红细胞不能锚定 CD55 和 CD59 而发生补体介导的溶血。

14．D　树突状细胞（DC）表面的 DC-SIGN 是 HIV 的受体，能特异性、高亲和力地与 gp120 结合，使 DC 能完整包裹病毒颗粒，导致 HIV 免于失活和被吞噬。在适当条件下，DC 可直接或间接将病毒颗粒传递给 $CD4^{+}T$ 细胞等靶细胞，保持病毒的传染性从而提高病毒感染率。

15．C　免疫印迹技术可用于检测确认感染 HIV。

B 型题

1．E　阵发性夜间血红蛋白尿的发病机制是 GPI 的 pig-a 基因翻译后修饰缺陷。补体调节成分 DAF/CD55 和 MIRL/CD59 是补体溶细胞效应的抑制因子，它们通过 GPI 锚定在细胞膜上。由于 GPI 合成障碍，患者红细胞不能锚定 CD55 和 CD59 而发生补体介导的溶血。

2．B　Di Geoige 综合征也称为先天性胸腺发育不全，是由于 22 号染色体 q11.2 缺失，使胚胎早期第Ⅲ和第Ⅳ对咽囊发育不全所引发的一种免疫缺陷病。

3．D　慢性肉芽肿病是常见的吞噬细胞功能缺陷性疾病，因呼吸爆发缺陷所致。

4．C　Bruton 病是由于 B 细胞的信号转导分子酪氨酸激酶（Bruton's tyrosine kinase，Btk）基因突变或缺失，Btk 的合成障碍，使 B 细胞发育障碍，导致成熟 B 细胞数量显著减少或完全消失，导致血清中抗体含量显著下降或者完全消失。

5．A　ADA 为 T、B 细胞均缺如的重症联合免疫缺陷病，特征为循环淋巴细胞极度减少、各种 Ig 缺乏。

三、问答题

1．简述原发性免疫缺陷病的临床特点。

答：PIDD 是由于免疫系统遗传基因异常或先天性免疫系统发育障碍而致免疫功能不全引起的疾病。共同特点为①反复、慢性和难以控制的感染，感染的性质与缺陷类型有关；②常伴发自身免疫、超敏反应和炎症性疾病；③易发生肿瘤，特别是淋巴系统恶性肿瘤；④多数 PIDD 有遗传倾向。

2．简述联合免疫缺陷病的常见种类及其可能的发病机制。

答：

分类及病名	基因缺陷 / 可能的发病机制
1．T-B+SCID	
a．X 连锁重症联合免疫缺陷病	IL-2、-4、-7、-9、-15、-21 受体 γ 链缺陷
b．JAK3 缺陷	JAK3 信号通路激酶缺陷
2．T-B-SCID	
a．RAG1/2 缺陷	重组活化基因缺陷
b．网状系统发育不良	AK-2 基因突变，T、B 和髓样细胞（干细胞）缺陷
c．ADA 缺陷	腺苷脱氨酶缺乏，淋巴毒性代谢产物（dATP、S 腺苷、同型胱氨酸）增高
3．嘌呤核甘酸磷酸化酶缺陷	PNP 缺乏，毒性代谢产物（如 dGTP）增加导致 T 细胞核神经系统损害
4．CD3γ 缺陷	CD3γ 链基因缺陷
5．ZAP-70 缺陷	Zeta 链相关蛋白 70（ZAP-70）缺陷，ZAP-70 信号激酶缺陷
6．MHC Ⅱ类缺陷	MHC Ⅱ类蛋白转录因子（C2TA、RFX5、RFXAP、RFXANK）突变导致 MHC Ⅱ类分子功能障碍

3．简述获得性免疫缺陷病的类型及其发病机制。

答：AIDD是后天因素造成的、继发于某些疾病或使用药物后产生的免疫缺陷病，包括感染（风疹、麻疹、麻风、结核病、巨细胞病毒感染、艾滋病病毒感染、球孢子菌感染等）、恶性肿瘤（霍奇金病、急性及慢性白血病、骨髓瘤等）、自身免疫病（系统性红斑狼疮、类风湿关节炎等）、蛋白质丢失（肾病综合征、蛋白丢失性肠病）、免疫球蛋白合成不足、淋巴细胞丢失（因药物、系统感染等）以及其他疾病（如糖尿病、肝硬化、亚急性硬化性全脑炎）和免疫抑制治疗等。继发性免疫缺陷病可以是暂时性的，当原发疾病得到治疗后，免疫缺陷可恢复正常，也可以是持久性的。继发性免疫缺陷常由多因素参与引起，例如癌症伴发的继发性免疫缺陷病可由于肿瘤、抗癌治疗和营养不良等因素所致。

4．简述AIDS的发病机制、诊断方法及其可能的传播途径。

答：(1) AIDS的发病机制：HIV侵入人体，感染$CD4^+$T细胞以及表达CD4分子的单核/巨噬细胞、树突状细胞和神经胶质细胞等靶细胞，导致$CD4^+$T细胞大量破坏，引发细胞免疫严重缺陷，导致机会性感染、恶性肿瘤和神经系统病变等临床综合征。

(1) 诊断方法：① HIV抗原检测，②抗HIV抗体检测，③ $CD4^+$T和$CD8^+$T淋巴细胞计数，④ HIV核酸检测。

(3) 传播途径：①性接触传播，包括同性或异性性行为；②血液传播，输入HIV污染的血液或血制品，使用被HIV污染的注射器、针头或牙科器材等；③母婴垂直传播，HIV可经胎盘感染胎儿，或在产程中通过母血或阴道分泌物感染新生儿，产后可通过乳汁传播。

5．简述免疫缺陷病的防治原则。

答：基本治疗原则为：尽可能减少感染并及时控制感染；通过过继免疫细胞或移植免疫器官来替代受损或缺失的免疫系统组分。①抗感染，②免疫重建，③基因治疗，④免疫制剂。

第二十章　肿瘤免疫

应试习题

一、名词解释

1．肿瘤抗原（tumor antigen）
2．肿瘤特异性抗原（tumor specific antigen，TSA）
3．肿瘤相关性抗原（tumor associated antigen，TAA）
4．肿瘤特异性移植抗原 / 肿瘤排斥抗原（tumor specific transplantation antigen，TSTA / tumor rejection antigen，TRA）
5．抗原调变（antigenic modulation）
6．癌睾丸抗原（cancer testis antigen，CTA）

二、选择题

A 型题

1．与肿瘤的免疫逃逸无关的因素是（2005 年执业医师资格考试题目）
A．肿瘤细胞的抗原缺失
B．肿瘤细胞缺乏共刺激信号
C．抗原调变
D．肿瘤细胞的凋亡抵抗作用
E．宿主抗原提呈细胞功能增强

2．下列抗原中，属于肿瘤抗原的是
A．ABO 血型抗原
B．HLA
C．破伤风抗毒素
D．癌胚抗原
E．血红蛋白

3．肿瘤细胞逃逸机体免疫监视的机制不包括
A．抗原变异
B．抗原调变
C．分泌免疫抑制因子
D．免疫逃逸
E．直接杀伤免疫效应细胞

4．临床上，最早应用于肿瘤治疗的免疫细胞是
A．LAK
B．TIL
C．DC
D．CIK
E．CAR-T

5．下列抗体中，具有促进肿瘤生长作用的是
A．中和抗体
B．保护性抗体
C．封闭抗体
D．增强抗体
E．亲细胞抗体

6．体外诱导培养 LAK 细胞时，主要使用的细胞因子是
A．IL-1
B．IL-2
C．IL-3

D．IL-4
E．IL-17
7．下列致癌因素中，属于生物性因素的是
A．苯并芘
B．尼古丁
C．黄曲霉毒素 B
D．石棉
E．紫外线
8．在肿瘤组织中，可见到大量淋巴细胞浸润，这些淋巴细胞大多为
A．NK 细胞
B．CTL
C．Treg
D．B1 细胞
E．Th17 细胞
9．以下细胞中，对肿瘤细胞无直接杀伤作用的是
A．NK 细胞
B．CTL
C．NKT 细胞
D．巨噬细胞
E．嗜碱性粒细胞
10．胚胎性抗原的特点是
A．出生后完全消失
B．在宿主体内免疫原性弱或无
C．全部为膜分子
D．全部为分泌蛋白
E．在宿主体内免疫原性很强

B 型题

（1 ~ 4 题共用备选答案）（2002 年执业医师资格考试题目）
A．血酸性磷酸酶升高
B．血酸性糖蛋白升高
C．血 CEA 升高
D．血 AFP 升高
E．血 VCA-IgA 抗体升高
1．胃肠癌患者
2．肺癌患者
3．肝癌患者
4．鼻咽癌患者

（5 ~ 9 题共用备选答案）
A．乳头状瘤病毒
B．人类嗜 T 淋巴细胞病毒
C．幽门螺旋杆菌
D．黄曲霉菌
E．EB 病毒
5．与胃癌发生最为相关的病原体是
6．与肝癌发生最为相关的病原体是
7．与鼻咽癌发生最为相关的病原体是
8．与子宫颈癌发生最为相关的病原体是
9．与白血病发生最为相关的病原体是

（10 ~ 13 题共用备选答案）
A．短小棒状杆菌菌苗
B．CIK 细胞
C．赫赛汀（抗 HER-2 抗体）
D．DC 疫苗
E．顺铂
10．属于非特异性免疫增强剂的是
11．属于特异性主动免疫疗法的是
12．属于特异性被动免疫疗法的是
13．属于肿瘤过继免疫治疗的是

（14 ~ 15 题共用备选答案）
A．LAK
B．TIL
C．DC
D．CIK
E．CAR-T
14．用于淋巴细胞白血病治疗，效果最好的是
15．必须获得肿瘤组织才能制备的是

三、问答题

1．简述机体免疫系统对肿瘤免疫监视的机制。
2．简述肿瘤逃逸免疫监视的机制。
3．举例说明肿瘤免疫治疗的应用及其基本原理。

参考答案

一、名词解释

1．肿瘤抗原（tumor antigen）：细胞癌变过程中出现的新抗原或肿瘤细胞异常或过度表达的抗原物质。

2．肿瘤特异性抗原（tumor specific antigen，TSA）：肿瘤细胞特有的或只存在于某种肿瘤细胞而不存在于正常细胞的一类抗原。

3．肿瘤相关性抗原（tumor associated antigen，TAA）：肿瘤细胞和正常细胞组织均可表达的抗原，只是其含量在细胞癌变时明显增高。

4．肿瘤特异性移植抗原 / 肿瘤排斥抗原（tumor specific transplantation antigen，TSTA / tumor rejection antigen，TRA）：肿瘤特异性抗原是人们于 20 世纪 50 年代通过化学致癌剂诱发的肉瘤在同系小鼠中的移植与排斥的经典实验中发现的，故又称肿瘤特异性移植抗原 / 肿瘤排斥抗原。

5．抗原调变（antigenic modulation）：在机体抗肿瘤免疫的压力下，肿瘤细胞表达抗原减少或丢失，从而使肿瘤细胞逃避免疫细胞的识别和杀伤。

6．癌睾丸抗原（cancer testis antigen，CTA）：有一类抗原在机体出生后只表达于睾丸或卵巢等生殖母细胞，由于这类生殖细胞不表达 MHC Ⅰ类分子，故正常时不会被 CTL 杀伤。此类抗原基因在其他组织未被激活而不表达，但可在多种肿瘤表达，且能诱导特异性 CTL 应答甚至抗体应答，故称此类抗原为癌睾丸抗原。

二、选择题

A 型题

1．E　肿瘤逃逸免疫监视的机制有：①肿瘤细胞的抗原缺失和抗原调变，②肿瘤细胞 MHC Ⅰ类分子表达低下，③肿瘤细胞共刺激信号异常，④肿瘤细胞表达或分泌免疫抑制分子，⑤肿瘤细胞的抗凋亡作用，⑥某些肿瘤细胞表面可表达 FasL 和抑制性分子，诱导肿瘤特异性 T 细胞凋亡和抑制 T 细胞的活化与增殖，⑦肿瘤细胞还可通过主动诱导荷瘤机体产生 Treg 和髓源性抑制细胞抑制机体的免疫应答。

2．D　肿瘤抗原是指细胞癌变过程中出现的新抗原或肿瘤细胞异常或过度表达的抗原物质。癌胚抗原属于肿瘤抗原。

3．E　参考第 1 题。

4. A　1985 年，Rosenberg 首次用淋巴因子激活的杀伤细胞（LAK）合并 IL-2 治疗 25 例不同类型的对化疗药物和放射线治疗无效的晚期肿瘤患者，取得了肯定的疗效。

5. D　在某些情况下肿瘤特异性抗体会干扰特异性细胞免疫应答对肿瘤细胞的杀伤作用，这种具有促进肿瘤生长作用的抗体称为增强抗体。

6. B　LAK 疗法是从肿瘤患者获取外周血单个核细胞，体外用高浓度 IL-2 诱导培养产生 LAK，回输患者体内。

7. C　黄曲霉菌是一类真菌的有毒代谢产物，属于生物性因素。其他选项属于化学或物理性因素。

8. C　在肿瘤组织中虽然有大量的淋巴细胞，但大多为抑制性 T（Treg）细胞，能抑制 T 细胞的免疫应答，并阻止机体对肿瘤细胞的免疫应答，从而导致了肿瘤细胞的免疫逃逸。

9. E　嗜碱性粒细胞具有趋化作用，参与 I 型超敏反应，对肿瘤细胞无直接杀伤作用。其他选项细胞均能直接杀伤肿瘤细胞。

10. B　胚胎抗原是指胚胎发育阶段由胚胎组织产生的正常成分，在胚胎后期表达减少，出生后由于基因阻遏而逐渐消失，或极微量表达，故在宿主中免疫原性弱或无。

B 型题

1. C　健康成人血清中 CEA 浓度小于 2.5μg/L，胃肠道肿瘤时因极性消失，CEA 反流入淋巴或血液而使血清 CEA 升高。

2. B　酸性糖蛋白是急性时相反应蛋白，在恶性肿瘤患者中异常增高。

3. D　正常情况下 AFP 主要来自胚胎的肝细胞，80% 左右肝癌患者 AFP 增高。

4. E　EB 病毒的 VCA-IgA 抗体出现提示 EB 病毒感染，EB 病毒是与鼻咽癌发生最为相关的病原体。

5. C　幽门螺旋杆菌是 1983 年澳洲医生马歇尔发现的，可导致慢性胃炎、胃溃疡、十二指肠溃疡，是与胃癌发生最为相关的病原体。

6. D　黄曲霉菌是一类真菌的有毒代谢产物，具有很强的毒性，能强烈破坏肝组织，是与肝癌发生最为相关的病原体。

7. E　在鼻咽癌患者中检测到有 EB 病毒基因组存在，是与鼻咽癌发生最为相关的病原体。

8. A　乳头状瘤病毒是一种嗜上皮性病毒，1976 年 Zur Hansen 提出乳头状瘤病毒是子宫颈癌的致病因素。

9. B　人类嗜 T 淋巴细胞病毒属反转录病毒，可引起白血病。

10. A　非特异性免疫治疗是指应用非特异性的免疫调节剂，促进免疫细胞活化，刺激机体免疫系统，达到增强机体抗肿瘤免疫效应。非特异性的免疫调节剂包括卡介苗（BCG）、短小棒状杆菌（PV）、左旋咪唑和局部及全身应用的细胞因子等。

11. D　肿瘤主动特异性免疫治疗是应用肿瘤疫苗等抗原性物质刺激机体免疫系统，促使其产生抗肿瘤的特异性免疫应答。其中分子疫苗主要包括肿瘤多肽疫苗、独特型疫苗、病毒相关肿瘤疫苗、DC 提呈的肿瘤抗原多肽疫苗和热休克蛋白 - 肽复合物肿瘤疫苗等。

12. C　肿瘤的被动免疫治疗是给机体输注外源性的免疫效应物质包括抗体、细胞因子、免疫效应细胞等，由这些外源性的免疫效应物质在宿主体内发挥抗肿瘤作用。例如用于乳腺癌治疗的基因工程抗体赫赛汀（抗 HER-2 抗体），其靶向抗原为人类表皮生长因子受体 -2（Her-2）。

13．B　过继细胞免疫治疗指将具有抗肿瘤活性的体外培养的免疫细胞回输给患者，达到治疗肿瘤的目的。

14．E　嵌合抗原受体 T 细胞免疫疗法是当今先进的肿瘤免疫细胞治疗技术，其中特异性针对 B 细胞表面 CD19 的 CAR-T 在白血病治疗中显示出良好的效果。

15．B　肿瘤浸润淋巴细胞（TIL）是从肿瘤组织中分离出的浸润淋巴细胞。富含肿瘤特异性细胞毒性 T 淋巴细胞和 NK 细胞。将其用 IL-2 扩增后转输给荷瘤个体，可使肿瘤消退。

三、问答题

1．简述机体免疫系统对肿瘤免疫监视的机制。

答：机体的免疫监视功能可及时清除突变细胞，防止肿瘤的发生。当肿瘤发生后，机体可产生针对肿瘤的固有免疫应答，也可产生针对肿瘤抗原的适应性免疫应答，包括细胞免疫和体液免疫。当体内有细胞恶变时，固有免疫应答发挥了第一线的抗肿瘤作用，如果固有免疫应答没能阻止肿瘤的发生发展，特异性免疫应答发挥其抗肿瘤作用而保证机体的健康。一般认为细胞免疫是抗肿瘤免疫的主力，体液免疫通常仅在某些情况下起协同作用，而宿主对肿瘤的免疫应答效应是细胞免疫和体液免疫的综合结果。

2．简述肿瘤逃逸免疫监视的机制。

答：①肿瘤细胞的抗原缺失和抗原调变，②肿瘤细胞 MHC Ⅰ类分子表达低下，③肿瘤细胞共刺激信号异常，④肿瘤细胞表达或分泌免疫抑制分子，⑤肿瘤细胞的抗凋亡作用，⑥某些肿瘤细胞表面可表达 FasL 和抑制性分子，诱导肿瘤特异性 T 细胞凋亡和抑制 T 细胞的活化与增殖，⑦肿瘤细胞还可通过主动诱导荷瘤机体产生 Treg 和髓源性抑制细胞抑制机体的免疫应答。

3．举例说明肿瘤免疫治疗的应用及其基本原理。

答：根据机体抗肿瘤免疫效应机制，肿瘤免疫治疗主要分为主动免疫治疗和被动免疫治疗两大类。①肿瘤的主动免疫治疗是应用肿瘤疫苗等抗原性物质刺激机体免疫系统，促使其产生抗肿瘤的特异性免疫应答；目前研制的疫苗主要包括肿瘤细胞型疫苗、肿瘤亚细胞疫苗、分子瘤苗和基因瘤苗（核酸疫苗）四种类型；②肿瘤的被动免疫治疗是给机体输注外源性的免疫效应物质包括抗体、细胞因子、免疫效应细胞等，由这些外源性的免疫效应物质在宿主体内发挥抗肿瘤作用；例如用于乳腺癌治疗的基因工程抗体（商品名为赫赛汀 Herceptin），其靶向抗原为人类表皮生长因子受体 -2（Her-2）。治疗 B 细胞淋巴瘤的基因工程抗体（商品名为 Rituxan），靶向抗原为 CD20。

第二十一章　移植免疫

应试习题

一、名词解释

1．移植（transplantation）
2．自体移植（autologous transplantation）
3．同系移植（syngeneic transplantation）
4．同种异体移植（allogeneic transplantation）
5．异种移植（xenogeneic transplantation / xeno-transplantation）
6．次要组织相容性抗原（minor histocompatibility antigen，mHA）
7．直接识别（direct recognition）
8．间接识别（indirect recognition）
9．过客白细胞（passenger leukocyte）
10．宿主抗移植物反应（host versus graft reaction，GVHR）
11．超急性排斥反应（hyperacute rejection）
12．急性排斥反应（acute rejection）
13．慢性排斥反应（chronic rejection）
14．血管慢性排斥（chronic vascular rejection，CVR）
15．移植物抗宿主反应（graft versus host reaction，GVHR）
16．移植物抗宿主病（graft versus host disease，GVHD）
17．移植耐受（transplantation tolerance）
18．简并性（degeneracy）
19．包容性（flexibility）

二、选择题

A 型题

1．与急性同种异基因移植排斥关系最密切的细胞是（2011 年执业医师资格考试题目）
A．NK 细胞
B．B 细胞
C．$CD8^+$ T 细胞
D．肥大细胞
E．嗜酸性粒细胞

2．一名存活多年的同种异体肾移植接受者的体内虽有供体 HLA 人抗原表达却未发生明显的排斥反应，其原因可能是（2013 年执业医师资格考试题目）
A．受者的免疫细胞功能活跃
B．移植物的免疫细胞功能活跃

C．移植物已失去了免疫原性
D．受者对移植物发生了免疫耐受
E．移植物对受者发生了免疫耐受

3．在T细胞对移植物MHC的直接识别过程中，可能的机制是TCR识别具有
A．特异性
B．限制性
C．简并性
D．重叠性
E．交叉性

4．下列描述中，符合急性排斥反应特点的是
A．主要是由抗ABO血型的天然抗体介导的
B．移植物的结构逐渐消失
C．对免疫抑制疗法不敏感
D．是最常见的排斥反应类型
E．与供者年龄过大有关

5．下列方法中，最能有效防治移植排斥反应发生的是
A．预先进行血浆置换
B．使用免疫抑制剂
C．脾切除
D．放射照射移植物
E．清除移植物中的过路T细胞

6．不需要进行组织配型就能进行的移植手术是
A．心脏
B．骨髓
C．肝
D．角膜
E．皮肤

B型题

（1～2题共用备选答案）（2012年执业医师资格考试题目）
A．供体内预存有抗受体的ABO血型抗体
B．供体内预存有抗受体的HLA-Ⅰ类抗原的抗体
C．受体内预存有抗供体的ABO血型抗体
D．受体内有针对供体组织器官的Tc细胞
E．移植物中含有足够数量的免疫细胞

1．移植器官超急排斥反应是由于
2．引起移植物抗宿主反应是由于

（3～8题共用备选答案）
A．自体移植
B．同系移植
C．同种异体移植
D．异种移植
E．干细胞移植

3．将自身的腹部脂肪细胞注射到面部属于
4．接受他人捐献的血液输注属于
5．将来自同卵双生兄弟的肾植入患者属于
6．将来自双胞胎姐姐的肝植入双胞胎弟弟体内属于
7．容易产生GVHD的是
8．将牛的二尖瓣植入人体属于

（9～15题共用备选答案）
A．超急性排斥反应
B．急性排斥反应
C．慢性排斥反应
D．同种异基因嵌合体
E．GVHD

9．在移植后24h内发生的是
10．90%以上发生在移植后1个月内的是
11．在移植后数周至数年才发生的是
12．同种移植耐受的状态之一是
13．造血干细胞移植较容易发生的是
14．肾移植患者移植3年后出现肾衰竭的是
15．不同ABO血型人员之间进行器官移植时最容易发生的排斥反应是

三、问答题

1. 简述同种异体移植排斥反应发生的机制。
2. 简述移植排斥反应发生的免疫效应机制。
3. 简述移植排斥反应的类型及其发生的相关机制。
4. 简述移植排斥反应的防治原则。
5. 列表比较同种异体抗原的直接识别与间接识别。

参考答案

一、名词解释

1. 移植（transplantation）：应用异体（或自体）正常细胞、组织、器官置换病变的或功能缺损的细胞、组织、器官，以维持和重建机体生理功能。

2. 自体移植（autologous transplantation）：移植物取自受者自身，不发生排斥反应。

3. 同系移植（syngeneic transplantation）：遗传基因完全相同（isogeneic）或基本近似（syngeneic）个体间的移植，如单卵双生子间的移植，或近交系动物（inbred animal）间的移植，一般不发生排斥反应。

4. 同种异体移植（allogeneic transplantation）：同种内遗传基因不同的个体间移植，临床移植多属此类型，一般均发生排斥反应。

5. 异种移植（xenogeneic transplantation / xeno-transplantation）：不同种属个体间的移植，由于异种动物间遗传背景差异甚大，移植后可能发生严重的排斥反应。

6. 次要组织相容性抗原（minor histocompatibility antigen，mHA）：能引起较弱排斥反应的移植抗原，表达于机体组织细胞表面。

7. 直接识别（direct recognition）：受者的同种反应性 T 细胞（alloreactive T cell）直接识别供者 APC 表面抗原肽 - 同种异体 MHC 分子复合物（pMHC），并产生免疫应答。

8. 间接识别（indirect recognition）：供者移植物的脱落细胞经受者 APC 摄取、加工，以供者来源的同种异体抗原（主要是 MHC 抗原）的抗原肽 - 受者 MHC 分子复合物的形式提成给受者 T 细胞，使之活化。

9. 过客白细胞（passenger leukocyte）：移植物中残留有白细胞即过客白细胞，主要是成熟的 DC 和巨噬细胞等 APC。

10. 宿主抗移植物反应（host versus graft reaction，GVHR）：宿主免疫系统对移植物发动攻击，导致移植物被排斥。

11. 超急性排斥反应（hyperacute rejection）：移植器官与受者血管接通后数分钟至 24 h

内发生的排斥反应，见于反复输血、多次妊娠、长期血液透析或再次移植的个体。

12．急性排斥反应（acute rejection）：同种异基因器官移植中最常见的一类排斥反应，一般在移植术后数天至 2 周左右出现，80% ～ 90% 发生于术后 1 个月内。

13．慢性排斥反应（chronic rejection）：发生于移植后数周、数月，甚至数年，其病理改变类似于慢性肾炎，肾正常器官组织结构逐渐消失，肾功能进行性减退，甚至完全丧失。

14．血管慢性排斥（chronic vascular rejection，CVR）：表现为血管内皮细胞（VEC）损伤，机制为：① CD4+T 细胞通过间接途径识别 VEC 表面 HLA 抗原而被活化，并持续较长时间，其中 Th1 细胞可介导慢性迟发型超敏反应性炎症，Th2 细胞可辅助 B 细胞产生抗体；②急性排斥反应反复发作，引起移植物血管内皮细胞持续性轻微损伤，并不断分泌多种生长因子，导致血管平滑肌细胞增生、动脉硬化、血管壁炎性细胞浸润等病理改变。

15．移植物抗宿主反应（graft versus host reaction，GVHR）：是由移植物中抗原特异性淋巴细胞识别宿主组织抗原所致的排斥反应，发生后一般均难以逆转，不仅导致移植失败，还可能威胁受者生命。

16．移植物抗宿主病（graft versus host disease，GVHD）：GVHR 时，骨髓移植物中成熟 T 细胞被宿主的型别不同的组织相容性抗原（包括主要与次要组织相容性抗原）激活，增殖分化为效应 T 细胞，并随血液循环游走至受者全身，对宿主组织或器官发动免疫攻击，引起移植物抗宿主病。

17．移植耐受（transplantation tolerance）：受者免疫系统对同种异体移植物抗原的特异性无应答，但对其他抗原的应答保持正常。

18．简并性（degeneracy）：TCR 可识别结构相似或相同的 pMHC（前提是某些抗原肽 - 供者 MHC 分子复合物可模拟抗原肽 - 受者 MHC 分子复合物的空间构象）。

19．包容性（flexibility）：TCR 的 CDR 具有包容性，可通过构象改变而识别不同 pMHC。

二、选择题

A 型题

1．C　细胞免疫应答在急性排斥反应中发挥主要作用。

2．D　受者对移植物发生了免疫耐受。

3．C　简并性指 TCR 可识别结构相似或相同的 pMHC（前提是某些抗原肽 - 供者 MHC 分子复合物可模拟抗原肽 - 受者 MHC 分子复合物的空间构象）。

4．D　急性排斥反应是同种异基因器官移植中最常见的一类排斥反应。

5．B　防治移植排斥反应最有效的措施是给予免疫抑制剂。

6．D　机体某些解剖部位易于接受同种乃至异种组织器官移植，而不发生或仅发生轻微排斥反应。这些部位称为免疫豁免部位（immunologically privileged site），包括角膜、眼前房、软骨、脑、胎盘滋养层、某些内分泌腺等。

B 型题

1．A　超急排斥反应是由于受者体内预先存在抗供者组织抗原的抗体（多为 lgM 类），包括抗供者 ABO 血型抗原、血小板抗原、HLA 抗原及血管内皮细胞抗原的抗体。

2．E　GVHR 发生与下列因素有关：①受者与供者间 HLA 型别不符；②移植物中含有足够数量免疫细胞，尤其是成熟的 T 细胞；③移植受者处于免疫失能或免疫功能极度低下的状态（被抑制或免疫缺陷）。

3．A　自体移植指移植物取自受者自身，不发生排斥反应。

4．C　同种异体移植指同种内遗传基因不同的个体间移植，临床移植多属此类型，一般均发生排斥反应。

5．B　同系移植指遗传基因完全相同（isogeneic）或基本近似（syngeneic）个体间的移植，如单卵双生子间的移植，或近交系动物（inbred animal）间的移植，一般不发生排斥反应。

6．C　同种异体移植指同种内遗传基因不同的个体间移植，临床移植多属此类型，一般均发生排斥反应。

7．E　造血干细胞移植容易导致 GVHD。

8．D　异种移植指不同种属个体间的移植，由于异种动物间遗传背景差异甚大，移植后可能发生严重的排斥反应。

9．A　超急性排斥反应在移植后 24h 内发生。

10．B　急性排斥反应 80% ～ 90% 发生于术后 1 个月。

11．C　慢性排斥反应发生于移植后数周、数月，甚至数年。

12．D　同种移植耐受状态之一为诱导同种异基因嵌合体，在移植免疫学范畴，同种异基因嵌合状态指同种移植受者体内检出供者细胞或遗传物质的现象。

13．E　造血干细胞移植容易导致 GVHD。

14．C　慢性排斥反应发生于移植后数周、数月，甚至数年。

15．A　超急性排斥反应是由于受者体内预先存在抗供者组织抗原的抗体（多为 lgM 类），包括抗供者 ABO 血型抗原、血小板抗原、HLA 抗原及血管内皮细胞抗原的抗体。

三、问答题

1．简述同种异体移植排斥反应发生的机制。

答：同种异体间的器官移植一般均会发生排斥反应，是受者免疫系统对供者移植物产生的一种特异性免疫应答，其具有特异性和记忆性。

（1）引起移植排斥反应的抗原称为移植抗原或组织相容性抗原。①能引起强烈排斥反应的移植抗原称为主要组织相容性抗原（MHC 抗原），在人类最重要者为 HLA 抗原。②次要组织相容性抗原（mH 抗原）能引起较弱排斥反应的移植抗原，表达于机体组织细胞表面，如 HLA 完全相同的供、受者间进行移植所发生的排斥反应（尤其是 GVHR），主要由 mH 抗原所致。③其他参与排斥反应发生的抗原，如人类 ABO 血型抗原、组织特异性抗原。

（2）T 细胞识别同种抗原的机制：同种反应性 T 细胞是参与同种异体移植排斥反应的关键效应细胞，可通过直接和间接途径识别同种抗原。直接识别指受者的同种反应性 T 细胞（alloreactive T cell）直接识别供者 APC 表面抗原肽 – 同种异体 MHC 分子复合物（pMHC），并产生免疫应答。间接识别指供者移植物的脱落细胞经受者 APC 摄取、加工，以供者来源的同种异体抗原（主要是 MHC 抗原）的抗原肽 - 受者 MHC 分子复合物的形式提呈给受者 T 细胞，使其识别并活化。间接识别在急性排斥反应中晚期和慢性排斥反应中起重要作用。

2．简述移植排斥反应发生的免疫效应机制。

答：(1) 针对移植物的细胞免疫应答效应：T 细胞介导的细胞免疫应答在同种移植排斥反应中发挥关键作用，多个 T 细胞亚群参与对移植物的损伤，机制包括① Th1 细胞通过分泌 IL-2 、IFN-γ 和 TNF-α 等炎性细胞因子，聚集单核 / 巨噬细胞等炎性细胞，导致迟发型超敏反应性炎症损伤；②同种抗原特异性 CTL 可直接杀伤移植物血管内皮细胞和实质细胞；③ Th17 细胞可释放 IL-17，继而招募中性粒细胞，促进局部组织产生炎症因子、趋化因子（IL-6 、IL-8 、MCP- 1 等）并表达基质金属蛋白酶，介导炎症细胞浸润和组织破坏。

(2) 针对移植物的体液免疫应答效应：移植抗原也可激发 B 细胞介导的体液免疫应答，产生抗同种异型抗原的抗体，通过调理作用、免疫黏附、ADCC、CDC、补体激活等，导致血管内皮细胞损伤，并介导凝血、血小板聚集、移植物细胞溶解和促炎介质释放等，参与排斥反应发生。

(3) 参与移植排斥反应的固有免疫应答效应：同种移植物首先引发固有免疫应答，导致移植物炎症反应及相应组织损伤，随后才发生适应性免疫应答。

3．简述移植排斥反应的类型及其发生的相关机制。

答：移植排斥反应包括宿主抗移植物反应（HVGR）和移植物抗宿主反应（GVHR）。HVGR 根据排斥反应发生的时间、强度、机制和病理表现，可分为超急性排斥、急性排斥、慢性排斥反应三类。超急性排斥反应是指移植器官与受者血管接通后数分钟至 24h 内发生的排斥反应。由于受者体内预先存在抗供者组织抗原的抗体（多为 lgM 类），包括抗供者 ABO 血型抗原、血小板抗原、HLA 抗原及血管内皮细胞抗原的抗体。天然抗体可与移植物的组织抗原结合，通过激活补体而直接破坏靶细胞，同时补体激活所产生的活性片段也可引起血管通透性增高和中性粒细胞浸润，导致毛细血管和小血管内皮细胞损伤、纤维蛋白沉积和大量血小板聚集，并形成血栓，从而使移植器官发生不可逆性缺血、变性和坏死。急性排斥是同种异基因器官移植中最常见的一类排斥反应，一般在移植术后数天至 2 周左右出现，病理学检查可见移植物组织出现大量巨噬细胞和淋巴细胞浸润。及早给予适当免疫抑制剂治疗，此型排斥反应大多可获缓解。细胞免疫应答在急性排斥反应中发挥主要作用。慢性排斥反应发生于移植后数周、数月，甚至数年，免疫学机制为血管慢性排斥是主要形式，表现为血管内皮细胞损伤，非免疫学机制与组织器官退行性变有关。GVHR 发生与下列因素有关：①受者与供者间 HLA 型别不符；②移植物中含有足够数量免疫细胞，尤其是成熟的 T 细胞；③移植受者处于免疫失能或免疫功能极度低下的状态（被抑制或免疫缺陷）。

4．简述移植排斥反应的防治原则。

答：移植排斥反应的主要防治原则是严格选择供者、抑制受者免疫应答、诱导移植免疫耐受以及移植后免疫监测等。

(1) 供者的选择：术前须进行一系列检测，以尽可能选择较理想的供者，检测内容包括红细胞血型、检测受者血清中预存的细胞毒性 HLA 抗体、HLA 分型、交叉配型。

（2）移植物和受者的预处理：实质脏器移植时，尽可能清除移植物中过路白细胞有助于减轻或防止移植物抗宿主疾病（GVHD）发生。同种骨髓移植中，为预防GVHD，可预先清除骨髓移植物中的T细胞。术前给受者输注供者特异性血小板，借助血浆置换术去除受者体内天然抗A或抗B凝集素，受者脾切除，免疫抑制疗法等。

（3）免疫抑制疗法：①免疫抑制药物的应用；②清除预存抗体移植前进行血浆置换，可除去受者血液内预存的特异性抗体，以防止发生超急性排斥反应；③其他免疫抑制方法，临床上应用受者脾切除、放射照射移植物或受者淋巴结、血浆置换和淋巴细胞置换等技术防治排斥反应，均取得一定疗效。

（4）移植后的免疫监测有助于及时采取相应防治措施，临床上常用的免疫学检测指标包括：①淋巴细胞亚群百分比和功能测定；②免疫分子水平测定，如血清中细胞因子、抗体、补体、可溶性HLA分子水平，细胞表面黏附分子、细胞因子受体表达水平等。

5．列表比较同种异体抗原的直接识别与间接识别。

答：

比较项目	直接识别	间接识别
抗原提呈细胞来源	供体APC	受体APC
T细胞识别的抗原	供体MHC分子提呈的自身或外源性抗原肽	受体MHC Ⅱ类分子提呈的供体MHC抗原肽
受体效应细胞	$CD8^+$CTL为主 $CD4^+$Th1细胞为辅	$CD4^+$Th1细胞为主 $CD4^+$Th2细胞为辅
排斥反应程度	强烈	较弱
排斥反应时间	较短	较长
作用时相	早期急性排斥反应	中晚期急性排斥反应，参与慢性排斥反应

第二十二章　免疫学检测技术

应试习题

一、名词解释

1．亲和力（affinity）
2．凝集反应（agglutination reaction）
3．沉淀反应（precipitation reaction）
4．单向琼脂扩散（single agar diffusion）
5．双向琼脂扩散（double agar diffusion）
6．免疫标记技术（immunolabeling technique）
7．酶联免疫吸附试验（enzyme linked immunosorbent assay，ELISA）
8．免疫组化技术（immunohistochemistry technique）
9．免疫荧光技术（immunofluorescence techique）
10．放射免疫测定法（radioimmunoassay，RIA）
11．免疫胶体金技术（immunological colloidal gold signature，ICS）
12．免疫印迹技术（immunoblotting / western blotting）
13．外周血单个核细胞（peripheral blood mononuclear cell，PBMC）
14．免疫磁珠法（immune magnetic bead，IMB）
15．荧光激活细胞分离仪分离法 / 流式细胞术（fluorescence activated cell sorting，FACS / flow cytometry，FCM）
16．转移酶介导的三磷酸脱氧鸟苷 - 生物素刻痕末端标记（transferase-mediated deoxyuridine triphosphate-biotin nick end labeling，TUNEL）
17．酶联免疫斑点试验（enzyme-linked immunospot，ELISPOT）
18．免疫酶测定法（enzyme immunoassay，EIA）

二、选择题

A 型题

1．不能用于检测可溶性抗原的试验方法是（2006 年执业医师资格考试题目）

A．直接凝集反应

B．间接凝集反应

C．单向琼脂扩散

D．双相琼脂扩散

E．免疫电泳

2．下列哪项试验不是凝集试验（2008 年执业医师资格考试题目）

A．瑞特试验

B．ABO 血型鉴定

C．肥达试验

D．菌种鉴定
E．免疫印迹试验

3．免疫学实验中，若要从单个核细胞中分选T淋巴细胞，最佳的试验方法是（2009年执业医师资格考试题目）
A．流式细胞术
B．ELISA
C．免疫电泳
D．双向琼脂扩散
E．葡聚糖-泛影葡胺密度梯度离心法

4．下列免疫技术中，必须使用免疫标记技术的是
A．免疫凝集试验
B．单向扩散试验
C．免疫电泳
D．免疫荧光检测技术
E．葡聚糖-泛影葡胺密度梯度离心法分离技术

5．通常情况下，抗原抗体反应的最适合温度是
A．0℃
B．25℃
C．37℃
D．56℃
E．95℃

6．人ABO血型鉴定最常用的免疫学技术是
A．凝集反应
B．沉淀反应
C．ELISA
D．免疫印迹
E．免疫荧光

7．下列免疫技术中，不需要使用标记技术的是
A．ELISA
B．免疫组化
C．免疫印迹
D．免疫荧光
E．溶血空斑形成试验

8．下列技术中，检测通量最高的是
A．放射免疫技术
B．免疫组化技术
C．免疫印迹技术
D．免疫荧光技术
E．蛋白质芯片技术

9．下列技术中，检测灵敏度最高的是
A．放射免疫技术
B．免疫组化技术
C．免疫印迹技术
D．免疫荧光技术
E．免疫电泳技术

10．快速检测尿中HCG含量（早孕检测）试纸采用的技术是
A．免疫胶体金标记
B．免疫酶标记
C．免疫荧光标记
D．免疫发光技术
E．免疫电泳技术

11．外周血中单个核细胞的密度约为
A．1.075
B．1.077
C．1.092
D．1.095
E．1.097

12．抗原肽-MHC四聚体技术可以用于检测
A．特异性CTL
B．NK细胞
C．特异性B细胞
D．树突状细胞
E．红细胞

13．可在细胞毒试验中检测的酶是
A．四氢叶酸还原酶
B．转氨酶
C．碱性磷酸酶
D．乳酸脱氢酶
E．酪氨酸激酶

14．可用于吞噬功能测定的是
A．NBT
B．ALT

C．LDH
D．DNA
E．ADA

15．可通过皮肤试验检测免疫效果的疫苗是
A．水痘疫苗
B．乙肝疫苗
C．流感疫苗
D．卡介苗
E．脊髓灰质炎疫苗

B 型题

（1 ～ 5 题共用备选答案）
A．流式细胞术
B．ELISA
C．免疫比浊
D．凝集反应
E．葡聚糖 - 泛影葡胺密度梯度离心法

1．用于分离外周血单个核细胞的是
2．常用于检测血清 IgG 总量的是
3．可用于检测布氏菌病的瑞特试验属于
4．可用于鉴定白细胞表型的是
5．可用于检测血清 TNF 含量的是

（6 ～ 10 题共用备选答案）
A．免疫印迹技术
B．放射免疫技术
C．ELISA
D．TUNEL 技术
E．OT 试验

6．可用于检测结核杆菌感染的是
7．可用于检测 HIV 确认实验的是
8．可用于检测细胞毒作用的是
9．可用于检测 HBV 表面抗原的是
10．可用于检测血清甲状腺素含量的是

（11 ～ 15 题共用备选答案）
A．溶血空斑形成实验
B．LDH 释放试验
C．MTT 试验
D．吞噬实验
E．抗原肽 -MHC 四聚体技术

11．可用于检测抗体形成细胞的是
12．可用于检测特异性 CTL 的是
13．可用于检测 T 细胞活化能力的是
14．可用于检测细胞毒作用的是
15．可用于检测中性粒细胞功能的是

三、问答题

1．简述琼脂扩散试验的原理及其局限性。
2．简述 ELISA 的原理，并举例说明其在医学中的应用。
3．检测细胞表型可采用的免疫学技术有哪些？简述各自的原理和特点。
4．检测抗体形成细胞可采用什么免疫学方法？简述其原理。
5．检测免疫细胞的细胞毒作用，可采用哪些方法？分别简述其原理和局限性。

参考答案

一、名词解释

1．亲和力（affinity）：抗体的抗原结合部位与相应抗原表位之间互补结合的强度。

2．凝集反应（agglutination reaction）：颗粒性抗原（细菌、细胞或表面包被抗原的颗

粒）与相应的抗体在电解质存在的条件下结合，出现肉眼可见的凝集团块的现象。

3．沉淀反应（precipitation reaction）：可溶性抗原与相应抗体在适当电解质存在条件下结合，出现肉眼可见的沉淀物。

4．单向琼脂扩散（single agar diffusion）：本法为定量试验。将已知一定浓度的抗体于42 ~ 50℃均匀混合于已经溶化的琼脂中，制成凝胶板。隔适当的距离打孔，加入被测可溶性抗原，使其向四周扩散。抗原与琼脂中的抗体相遇，一定时间后，在比例适宜处形成肉眼可见的白色沉淀环。由于沉淀环的直径与抗原浓度相关，可从标准曲线中查出样品中抗原的含量。

5．双向琼脂扩散（double agar diffusion）：将琼脂溶化制成琼脂平板，按需要打孔并分别加入抗原（或抗体）样品和已知抗体（或抗原），使两者同时在琼脂中向四周扩散，在抗原和抗体孔之间相遇，比例适合处形成向色沉淀线。根据沉淀线的形状，可鉴定不同样品中抗原（或抗体）是完全相同、部分相同还是完全不同。

6．免疫标记技术（immunolabeling technique）：将抗原抗体反应与标记技术相结合，将已知的抗体或抗原标记上示踪物质，通过检测标记物，间接测定抗原 - 抗体复合物的一类试验方法。常用的标记物有酶、荧光素、放射性核素、化学发光物质及胶体金等。

7．酶联免疫吸附试验（enzyme linked immunosorbent assay，ELISA）：将已知抗原或抗体吸附于固相载体表面，使抗体 - 抗原 - 酶标抗体或抗原 - 抗体 - 酶标二抗在固相表面反应后，加底物显色进行定性或定量检测的酶免疫测定法。

8．免疫组化技术（immunohistochemistry technique）：应用标记的特异性抗体在组织（或细胞）原位通过抗原抗体反应和组织化学的呈色反应，对相应抗原进行定位、定性和定量检测的技术，具有免疫反应的特异性和组织化学的可见性，可在细胞、亚细胞水平检测各种抗原物质。常用的技术有免疫电镜技术、酶免疫组化和免疫金组化等。

9．免疫荧光技术（immunofluorescence techique）：用荧光素标记一抗或二抗，检测特异性抗原或抗体的方法。常用的荧光素有异硫氨酸荧光素（fluorescein isothioyanate，FITC）和藻红蛋白（phycoerythrin，PE）等，这些物质在激发光作用下可直接发出荧光，前者发黄绿色荧光，后者发红色荧光。免疫荧光技术可用于鉴定免疫细胞的 CD 分子及自身免疫病的抗核抗体等。

10．放射免疫测定法（radioimmunoassay，RIA）：用放射性核素标记抗原或抗体进行的免疫测定。

11．免疫胶体金技术（immunological colloidal gold signature，ICS）：用胶体金颗粒标记抗体或抗原，检测未知抗原或抗体的方法称免疫胶体金技术。

12．免疫印迹技术（immunoblotting / western blotting）：是将十二烷基磺酸钠 - 聚丙烯酰胺凝胶电泳（SDS -PAGE）分离得到的按分子量大小排列的蛋白质转移到固相载体膜上，再用标记的特异性抗体或单克隆抗体对蛋白质进行定性及定量分析的技术。

13．外周血单个核细胞（peripheral blood mononuclear cell，PBMC）：包括淋巴细胞和

单核细胞。PBMC 是免疫学实验最常用的细胞，也是分离纯化 T、B 细胞的第一步。常用的分离方法是葡聚糖－泛影葡胺（Ficoll-Urografin，密度 1.077）（又称淋巴细胞分离液）密度梯度离心法，其原理是根据外周血各种血细胞比重不同使不同密度的细胞呈梯度分布。

14．免疫磁珠法（immune magnetic bead，IMB）：一种特异性分离所需淋巴细胞的方法，目前被广泛应用。首先将特异性抗体（如抗 CD3、抗 CD4 或抗 CDS 等）吸附在磁性微珠上，加至细胞悬液中，具有相应表面标志的细胞与磁珠上的特异性抗体结合。将此反应管置于磁场中，携带有相应细胞的免疫磁珠吸附于靠近磁铁的管壁上，洗去未结合磁珠的细胞，即可获得纯度高的所需细胞。

15．荧光激活细胞分离仪分离法 / 流式细胞术（fluorescence activated cell sorting，FACS/flow cytometry，FCM）：是一种集光学、流体力学、电力学和计算机技术于一体，可对细胞进行多参数定量测定和综合分析的方法。基本流程为：将待测细胞悬液与荧光素标记的抗体反应后，在压力作用下，细胞排成单列经流动室下方喷嘴喷出形成液滴射流，每一液滴包裹一个细胞。当液滴射流与高速聚焦激光束相交，液滴中的细胞受激发光照射，产生散射光并发出各种荧光信号，后者被接收器检测。同时，分选部件将欲分选的荧光素标记细胞赋以电荷，带电液滴在分选器的作用下偏向带相反电荷的偏导板，落入适当容器中，达到分选的目的。

16．转移酶介导的三磷酸脱氧鸟苷 - 生物素刻痕末端标记（transferase-mediated deoxyuridine triphosphate-biotin nick end labeling，TUNEL）：在细胞培养液中加入末端脱氧核苷酸转移酶（TdT）和生物素标记的脱氧尿苷酸（dUTP），TdT 可将含标记生物素的 dUTP 连接至断裂的 DNA 3’末端，利用亲和素 - 生物素 - 酶放大系统，在 DNA 断裂处着色，显示凋亡细胞。

17．酶联免疫斑点试验（enzyme-linked immunospot，ELISPOT）：该法可用于检测 B 细胞产生的特异性抗体及 T 细胞产生的细胞因子。其基本原理是用已知细胞因子的抗体包被固相载体，加入待检的效应细胞，温育一定时间后洗去细胞，如待检效应细胞产生相应细胞因子，则与已包被的抗体结合，再加入酶标记的另一种抗该细胞因子抗体，最后加底物显色。

18．免疫酶测定法（enzyme immunoassay，EIA）：一种用酶标记一抗或二抗检测特异性抗原或抗体的方法。本法将抗原抗体反应的高度特异性与酶对底物的高效催化作用结合起来，通过酶标仪测定酶分解底物产生的有色物质（也可作用于荧光底物，使之产生荧光）的光密度值（OD），评定抗原或抗体的含量。

二、选择题

A 型题

1．A　直接凝集反应检测颗粒性抗原。

2．E　免疫印迹试验属于免疫标记技术。

3．A　从单个核细胞中分选 T 淋巴细胞，最佳的试验方法为流式细胞技术。

4．D　免疫荧光技术又称荧光抗体技术，是用荧光素标记一抗或二抗，检测特异性抗原或抗体的方法。

5．C　抗原 - 抗体反应的最适温度为 37℃。

6．A　检测 ABO 血型需要检测位于红细胞表面的特异抗原物质，即颗粒性抗原，方法为凝集反应。

7．E　溶血空斑形成试验无需标记技术，通过计算溶血空斑数目可知分泌特异性抗体的 B 细胞的数目。

8．E　蛋白质芯片又称蛋白质微阵列，可实现快速、准确、高通量地检测抗体。

9．A　检测灵敏度最高的是放射免疫技术。

10．A　早孕检测试纸采用的技术是免疫胶体金标记。

11．A　外周血中单个核细胞的密度约为 1.075。

12．A　可溶性抗原肽 -MHC 分子四聚体复合物法是近年发展起来的一种定量检测抗原特异性 CTL 的新方法。

13．D　乳酸脱氢酶存在于细胞内，正常情况下不能透过细胞膜。细胞被杀伤时细胞膜通透性改变，LDH 可从细胞内释放至培养液中。释放出来的 LDH 可催化底物如氯化硝基四氮唑蓝形成有色的甲基化合物，通过读取上清液 OD 值，可计算出效应细胞的细胞毒活性。

14．A　氯化硝基四氮唑蓝（NBT）试验用于吞噬功能测定。

15．D　卡介苗可通过皮肤试验检测。

B 型题

1．E　分离外周血单个核细胞常用的分离方法是葡聚糖 - 泛影葡胶（又称淋巴细胞分离液）密度梯度离心法。

2．C　可通过单向琼脂扩散法、ELISA、速率比浊法等测定标本中 lgG、IgA 和 lgM 等各类 lg 的含量。

3．D　直接凝集反应常用于检测抗体的滴度或效价，临床诊断伤寒或副伤寒所用的肥达反应和诊断布氏菌病所用的瑞特试验（Wright test）均属此类。

4．A　检测细胞表型选用流式细胞技术。

5．B　ELISA 法适用于检测血清、脑脊液、胸水和腹水等各种液相中的可溶性抗原。

6．E　OT 试验又称结核菌素试验。

7．A　现临床 HIV 确认实验为免疫印迹技术。

8．D　TUNEL 法为检测细胞毒作用的试验方法。

9．C　用于检测 HBV 表面抗原的是 ELISA。

10．B　检测血清甲状腺素含量的是放射免疫技术，常用的放射性核素有 ^{131}I 和 ^{125}I 等。

11．A　检测抗体形成细胞的为溶血空斑形成试验，通过计算溶血空斑数目可知分泌特异性抗体的 B 细胞的数目。

12．E　可溶性抗原肽 -MHC 分子四聚体复合物法是近年发展起来的一种定量检测抗原特异性 CTL 的新方法。

13．C　MTT 比色法，T 细胞增殖时，线粒体中的琥珀酸脱氢酶将 MTT 还原为紫褐色的甲臜颗粒，该颗粒被随后加入的异丙醇或二甲基亚砜所溶解。用酶标仪测定细胞培养上清液中溶解的紫褐色的甲臜的 OD 值，即反映细胞的增殖水平。

14．B　乳酸脱氢酶存在于细胞内，正常情况下不能透过细胞膜。细胞被杀伤时细胞膜通透性改变，LDH 可从细胞内释放至培养液中。释放出来的 LDH 可催化底物如氯化硝基四氮唑蓝形成有色的甲基化合物，通过读取上清液 OD 值，可计算出效应细胞的细胞毒活性。

15．D　可用于检测中性粒细胞功能的是吞噬试验。

三、问答题

1．简述琼脂扩散试验的原理及其局限性。

答：可溶性抗原与相应抗体在适当电解质存在条件下结合，出现肉眼可见的沉淀物，称为沉淀反应。沉淀反应可在液体中进行，也可以在半固体琼脂凝胶中进行。凝胶内沉淀反应分为单向琼脂扩散和双向琼脂扩散试验等。沉淀反应因敏感性问题，在实际中主要用于抗体效价的初步判断和血清球蛋白测定等。

（1）单向琼脂扩散：本法为定量试验。将已知一定浓度的抗体于 42 ～ 50℃均匀混合于已经溶化的琼脂中，制成凝胶板。隔适当的距离打孔，加入被测可溶性抗原，使其向四周扩散。抗原与琼脂中的抗体相遇，一定时间后，在比例适宜处形成肉眼可见的白色沉淀环。由于沉淀环的直径与抗原浓度相关，可从标准曲线中查出样品中抗原的含量。此法可用于血清中免疫球蛋白（IgG 、IgA 、IgM）、C3、AFP 或其他可溶性抗原的定量测定。

（2）双向琼脂扩散：将琼脂溶化制成琼脂平板，按需要打孔并分别加入抗原（或抗体）样品和已知抗体（或抗原），使两者同时在琼脂中向四周扩散，在抗原和抗体孔之间相遇，比例适合处形成白色沉淀线。根据沉淀线的形状，可鉴定不同样品中抗原（或抗体）是完全相同、部分相同或完全不同。本方法可用于：①检测可溶性抗原或抗体；②对复杂的抗原或抗体成分进行纯度鉴定；③稀释免疫血清进行血清的效价（半定量）测定等。

2．简述 ELISA 的原理，并举例说明其在医学中的应用。

答：酶联免疫吸附试验（enzyme linked immunosorbent assay，ELISA）是将已知抗原或抗体吸附于固相载体表面，使抗体 - 抗原 - 酶标抗体或抗原 - 抗体 - 酶标二抗在固相表面反应后，加底物显色进行定性或定量检测的酶免疫测定法。临床研究常用的酶联免疫吸附试验包括双抗体夹心 ELISA（sandwich ELISA）和间接 ELISA。例如：临床应用双抗体夹心法检测乙肝表面抗原，先将已知抗体即针对乙肝表面抗原的单克隆抗体包被在固相上，洗去未吸附的抗体；再加入待检标本，充分作用后，标本中相应的抗原与固相上已知抗体结合，洗去未结合的抗原成分；加入已知的酶标抗体，再洗去未结合的酶标抗体；加底物后，酶分解底物产生呈色反应，根据颜色的深浅判定待检标本中抗原的量。

3．检测细胞表型可采用的免疫学技术有哪些？简述各自的原理和特点。

答：检测细胞表型可采取的免疫学技术可有：

（1）免疫吸附分离法：将已知抗淋巴细胞表面标志的抗体包被聚苯乙烯培养板，加入淋巴细胞悬液，表达相应细胞表面标志的淋巴细胞被贴附在培养板上，可与细胞悬液中其他细胞分开。

（2）免疫磁珠法（immune magnetic bead，IMB）：是一种特异性分离所需淋巴细胞的方法。首先将特异性抗体（如抗 CD3 、抗 CD4 或抗 CDS 等）吸附在磁性微珠上，加至细胞悬液中，具有相应表面标志的细胞与磁珠上的特异性抗体结合。将此反应管置于磁场中，携带有相应细胞的免疫磁珠吸附于靠近磁铁的管壁上，洗去未结合磁珠的细胞，即可获得纯度高的所需细胞。

（3）荧光激活细胞分离仪分离法（FACS）：分离和分析淋巴细胞及其亚群，又称流式细胞术（flow cytometry，FCM），是一种集光学、流体力学、电力学和计算机技术于一体，可对细胞进行多参数定量测定和综合分析的方法。基本流程为：将待测细胞悬液与荧光素标记的抗体反应后，在压力作用下，细胞排成单列经流动室下方喷嘴喷出形成液滴射流，每一液滴包裹一个细胞。当液滴射流与高速聚焦激光束相交，液滴中的细胞受激发光照射，产生散射光并发出各种荧光信号，后者被接收器检测。同时，分选部件将欲分选的荧光素标记细胞赋以电荷，带电液滴在分选器的作用下偏向带相反电荷的偏导板，落入适当容器中，达到分选（sorting）的目的。流式细胞仪可鉴定荧光抗体单色、双色或多色标记的细胞。同时还能进行细胞周期、细胞凋亡等分析，广泛应用于基础和临床免疫学研究。

（4）抗原肽 -MHC 分子四聚体技术分析 CTL：是近年发展起来的一种定量检测抗原特异性 CTL 的新方法。该法将特异性抗原肽段、可溶性 MHC Ⅰ类分子重链及 β_2 微球蛋白在体外正确折叠，在荧光素存在下，构建四聚体（tetramer）。结合流式细胞仪，用四聚体结合样品中的 CTL，可定量检测外周血及组织中抗原特异性 CTL 的比率。

4．检测抗体形成细胞可采用什么免疫学方法？简述其原理。

答：常用溶血空斑试验。以绵羊红细胞（sheep red blood cell，SRBC）为抗原免疫动物，4 天后取其脾制备脾细胞悬液，内含分泌抗 SRBC 的 B 细胞。将脾细胞和 SRBC 在适量琼脂糖液中混匀，倾注于平皿中培养，抗体形成细胞（antibody-forming cell，AFC）所产生的抗体与周围的 SRBC 结合，当凝胶表面加入新鲜补体，使致敏 SRBC 激活补体溶解细胞，在 AFC 周围形成 SRBC 被溶解的透明区，即溶血空斑。一个空斑区代表一个抗体形成细胞（浆细胞），通过计算溶血空斑数目可知分泌特异性抗体的 B 细胞的数目，也可用 ELISPOT 法检测特异性抗体形成细胞。该法常用于研究药物对 B 细胞功能的影响。

5．检测免疫细胞的细胞毒作用，可采用哪些方法？分别简述其原理和局限性。

答：细胞毒实验技术是检测 CTL、NK 细胞等细胞杀伤靶细胞活性的一种细胞学技术。主要用于肿瘤免疫、移植排斥反应和病毒感染等方面的研究。

（1）^{51}Cr 释放法：用 $Na_2{}^{51}CrO_4$ 标记靶细胞，当效应细胞杀伤靶细胞后，^{51}Cr 可从裂解的靶细胞释放到培养基中，用 γ 计数仪测定培养基中 ^{51}Cr 放射活性，应用公式可计算效应细胞杀伤靶细胞的细胞毒活性。

（2）乳酸脱氢酶释放法：乳酸脱氢酶（LDH）存在于细胞内，正常情况下不能透过细胞膜。细胞被杀伤时细胞膜通透性改变，LDH 可从细胞内释放至培养液中。释放出来的 LDH 可催化底物如氯化硝基四氮唑蓝（NBT）形成有色的甲基化合物，通过读取上清液 OD 值，可计算出效应细胞的细胞毒活性。

（3）细胞染色法：在补体依赖性细胞毒试验中，细胞表面抗原与相应抗体（IgG、IgM）结合后，加入补体，补体激活损伤细胞膜，导致细胞溶解。用台盼蓝进行细胞染色，活细胞因为拒染不着色，而损伤细胞因膜通透性增加，染料进入细胞而使细胞染成蓝色，通过显微镜计数蓝色死亡细胞数所占总细胞的比率，判断细胞死亡率。

（4）凋亡细胞检测法：凋亡是一种重要的生理和病理过程，目前已有多种方法检测细胞凋亡。

1）形态学检测法：凋亡细胞形态学特征表现为体积变小，细胞变圆，与周围细胞脱离、失去微绒毛，胞质浓缩，内质网扩张，核仁消失，核染色质浓缩呈半月形或斑块状，出现核着边现象，最后细胞膜内陷将细胞自行分割为多个外有胞膜包绕的凋亡小体。

2）梯状凝胶电泳法：凋亡细胞的 DNA 被核酸内切酶在核小体之间切割，产生核小体（180 ～ 200bp）及其倍数的寡核苷酸片段，在琼脂糖凝胶电泳时呈现梯状 DNA 区带图谱（DNA ladder band，180 ～ 200bp 的倍数）。

3）FACS：正常细胞 DNA 为二倍体，细胞发生凋亡时由于 DNA 断裂成非二倍体或亚二倍体，故在 FACS 的二倍体峰前出现一个亚二倍体峰。根据峰值大小可判断细胞凋亡的百分率。

4）TUNEL 法：在细胞培养液中加入末端脱氧核苷酸转移酶（TdT）和生物素标记的脱氧尿苷酸（dUTP），TdT 可将含标记生物素的 dUTP 连接至断裂的 DNA 3’ 末端，利用亲和素 - 生物素 - 酶放大系统，在 DNA 断裂处着色，显示凋亡细胞。

第二十三章　免疫学防治

应试习题

一、名词解释

1．人工主动免疫（artificial active immunization）
2．人工被动免疫（artificial passive immunization）
3．抗毒素（antitoxin）
4．免疫预防（immunoprophylaxis）
5．疫苗（vaccine）
6．灭活疫苗（inactivated vaccine）
7．减毒活疫苗（live-attenuated vaccine）
8．类毒素（toxoid）
9．亚单位疫苗（subunit vaccine）
10．结合疫苗（conjugate vaccine）
11．合成肽疫苗（synthetic peptide vaccine）
12．食用疫苗（edible vaccine）
13．黏膜疫苗（mucosal vaccine）
14．重组载体疫苗（recombinant vector vaccine）
15．治疗性疫苗（therapeutic vaccine）
16．免疫治疗（immunotherapy）
18．细胞因子诱导的杀伤细胞（cytokine –induced killer，CIK）
19．生物应答调节剂（biological response modifier，BRM）
20．计划免疫（planed immunization）

二、选择题

（一）A 型题

1．下列生物制品的主要成分是抗体的是
　A．白喉类毒素
　B．肉毒杆菌毒素
　C．免疫毒素
　D．麻疹疫苗
　E．细胞溶解物

2．细菌的多糖成分对婴儿免疫原性较弱，一般
　A．对 1 月龄以下者几乎无抗体应答
　B．对 3 月龄以下者几乎无抗体应答
　C．对 6 月龄以下者几乎无抗体应答
　D．对 12 月龄以下者几乎无抗体应答
　E．对 18 月龄以下者几乎无抗体应答

3．为了将细菌多糖等胸腺非依赖抗原转化为可引起免疫记忆反应的胸腺

依赖性抗原，可以将其连接于

A．白喉类毒素

B．肉毒杆菌毒素

C．破伤风抗毒素

D．麻疹疫苗

E．卡介苗

4．下列描述中，符合佐剂使用特点的是

A．新型疫苗一般不需使用佐剂

B．使用时需要同时增加抗原剂量

C．使用时需要增加接种次数

D．不适用于老年人

E．可延长疫苗接种的保护时间

5．下列生物制品中，可以用于治疗类风湿关节炎的是

A．破伤风抗毒素

B．抗 TNF 单抗

C．白喉类毒素

D．抗 Rh 免疫球蛋白

E．抗人胸腺血清

6．下列生物制品中，属于单克隆抗体药物的是

A．破伤风抗毒素

B．抗 TNF 单抗

C．白喉类毒素

D．抗 Rh 免疫球蛋白

E．抗人胸腺血清

B 型题

（1 ~ 5 题共用备选答案）

A．灭活疫苗

B．减毒活疫苗

C．亚单位疫苗

D．DNA 疫苗

E．不属于疫苗

1．类毒素的本质是

2．我国目前计划免疫使用的麻疹疫苗是

3．白喉抗毒素是

4．我国目前计划免疫使用的乙肝疫苗是

5．目前各国普遍采用的流感疫苗是

（6 ~ 10 题共用备选答案）

A．人工主动免疫

B．人工被动免疫

C．自然主动免疫

D．自然被动免疫

E．非特异性免疫增强剂

6．流感病愈后获得的免疫是

7．注射胸腺肽获得的免疫是

8．注射乙肝疫苗获得的免疫是

9．注射抗蛇毒血清获得的免疫是

10．母亲的 IgG 通过胎盘进入胎儿属于

（11 ~ 15 题共用备选答案）

A．多克隆抗体

B．鼠源性单抗

C．嵌合抗体

D．人源化抗体

E．人源性（完全人源化）抗体

11．破伤风抗毒素是

12．美罗华（利妥昔单抗）是

三、问答题

1．简述疫苗的基本要求和主要类型。

2．简述疫苗的应用，并阐述计划免疫的意义。

3．举例说明抗体在免疫治疗中的应用。

4．简述细胞治疗的分类及其基本原理。

5．举例说明生物应答调节剂与免疫抑制剂在临床中的应用。

参考答案

一、名词解释

1. 人工主动免疫（artificial active immunization）：用疫苗接种机体，使之主动产生适应性免疫应答，从而预防或治疗疾病的措施。

2. 人工被动免疫（artificial passive immunization）：给人体注射含特异性抗体如抗毒素等制剂，使之被动获得适应性免疫应答，以治疗或紧急预防疾病的措施。

3. 抗毒素（antitoxin）：用类毒素免疫动物后取免疫血清制备的对细菌外毒素具有中和作用的抗体，主要用于治疗和紧急预防外毒素所致的疾病，如白喉抗毒素、破伤风抗毒素。

4. 免疫预防（immunoprophylaxis）：人工主动免疫的主要目的，其主要措施是接种疫苗。

5. 疫苗（vaccine）：接种后能使机体对特定疾病产生免疫力的生物制剂类的统称。

6. 灭活疫苗（inactivated vaccine）：又称死疫苗，是选用免疫原性强的病原体，经人工大量培养后，用理化方法灭活制成。

7. 减毒活疫苗（live-attenuated vaccine）：用减毒或无毒力的活病原微生物制成。传统的制备方法是将病原体在培养基或动物细胞中反复传代，使其失去或明显降低毒力，但保留免疫原性。

8. 类毒素（toxoid）：用细菌的外毒素经 0.3% ~ 0.4% 甲醛处理制成。因其已失去外毒素的毒性，但保留免疫原性，接种后能诱导机体产生抗毒素。

9. 亚单位疫苗（subunit vaccine）：去除病原体中与激发保护性免疫无关的成分，保留有效免疫原成分制作的疫苗。

10. 结合疫苗（conjugate vaccine）：细菌荚膜多糖属于 TI 抗原，不需 T 细胞辅助即可直接刺激 B 细胞产生 lgM 类抗体，对婴幼儿的免疫效果很差。结合疫苗是将细菌荚膜多糖连接于其他抗原或类毒素，为细菌荚膜多糖提供了蛋白质载体，使其成为 TD 抗原。结合疫苗能引起 T、B 细胞的联合识别，B 细胞可产生 lgG 类抗体，明显提高了免疫效果。

11. 合成肽疫苗（synthetic peptide vaccine）：根据有效免疫原的氨基酸序列，设计和合成的免疫原性多肽，以期用最小的免疫原性肽激发有效的适应性免疫应答。

12. 食用疫苗（edible vaccine）：用转基因方法，将编码有效免疫原的基因导入可食用植物细胞的基因组中，免疫原即可在植物的可食用部分稳定地表达和积累，人类和动物通过摄食达到免疫接种的目的。

13. 黏膜疫苗（mucosal vaccine）：可通过黏膜途径接种的疫苗，这类疫苗不仅诱导黏膜局部免疫，还诱导全身免疫。

14. 重组载体疫苗（recombinant vector vaccine）：将抗原和佐剂接种于完整皮肤表面，

通过表皮的朗格汉斯细胞识别、加工抗原并将其提呈给 T 细胞，从而引发强烈的体液免疫和细胞免疫。

15．治疗性疫苗（therapeutic vaccine）：具有治疗作用的新型疫苗，主要应用于慢性感染、肿瘤、自身免疫病、移植排斥等患者，兼具治疗和预防功能。初次免疫 - 加强免疫策略是序贯接种两种不同类型但来自同一抗原的疫苗，可刺激机体产生强烈的细胞免疫，常用的方案是 DNA 疫苗联合重组载体疫苗或 DNA 疫苗（或重组载体疫苗）联合蛋白类疫苗。

16．免疫治疗（immunotherapy）：指利用免疫学原理，针对疾病的发生机制，人为地干预或调整机体的免疫功能，达到治疗疾病目的所采取的措施。

17．细胞因子诱导的杀伤细胞（cytokine –induced killer，CIK）：从肿瘤患者外周血分离淋巴细胞，经混合细胞因子诱导扩增，再回输给患者，有一定疗效。

18．生物应答调节剂（biological response modifier，BRM）：具有促进免疫功能的制剂，通常对免疫功能正常者无影响，而对免疫功能异常，特别是免疫功能低下者有促进作用。

19．计划免疫（planed immunization）：根据某些特定传染病的疫情监测和人群免疫状况分析，有计划地用疫苗进行免疫接种，预防相应传染病，最终达到控制乃至消灭相应传染病的目的而采取的重要措施。

二、选择题

A 型题

1．C　用类毒素免疫动物后取免疫血清制备的对细菌外毒素具有中和作用的抗毒素为抗体，故免疫毒素为抗体。

2．E　用细菌的多糖成分免疫婴幼儿，18 月龄以下者几乎都不产生抗体，但将细菌多糖连接于白喉类毒素后再免疫，效果十分显著。

3．A　将细菌多糖连接于白喉类毒素后再免疫，效果十分显著。这是由于白喉类毒素提供了 T 细胞识别的表位，将细菌多糖引起的非 T 细胞依赖性抗体应答转变为 T 细胞依赖性抗体应答。

4．E　传统的减毒活疫苗和灭活疫苗由于具有很好的免疫原性而无需佐剂辅助，而亚单位疫苗、DNA 疫苗、合成肽疫苗等新型疫苗免疫原性有限，需要辅以佐剂才能发挥长期有效的保护作用。

5．B　抗 TNF-α 单抗可特异阻断 TNF-α 与其受体的结合，减轻炎症反应，已成功用于治疗类风湿关节炎等慢性炎症性疾病。

6．B　抗 TNF 单抗为单克隆抗体。

B 型题

1．C　亚单位疫苗是去除病原体中与激发保护性免疫无关的成分，保留有效免疫原成分制作的疫苗。类毒素失去毒性保留免疫原性，本质属于此类。

2．B　麻疹疫苗为减毒活疫苗。

3．E　白喉抗毒素为抗体，不属于疫苗。

4．C　通过 DNA 重组技术制备的亚单位疫苗又称为重组抗原疫苗。重组抗原疫苗不含活的病原体或病毒核酸，安全有效，成本低廉，目前获准使用的有重组乙型肝炎病毒表面抗原疫苗、重组口蹄疫疫苗和重组莱姆病疫苗等。

5．A　流感疫苗为灭活疫苗。

6．C　流感病愈后获得的免疫为机体感染病原体后建立的特异性免疫，为自然主动免疫。

7．E　胸腺肽是从小牛或猪胸腺提取的可溶性多肽混合物，包括胸腺素、胸腺生成素等，对胸腺内 T 细胞的发育有辅助作用。因其无种属特异性及无明显副作用，常用于治疗细胞免疫功能低下的患者，如病毒感染、肿瘤等。

8．A　人工主动免疫是用疫苗接种机体，使之主动产生适应性免疫应答，从而预防或治疗疾病的措施。

9．B　人工被动免疫是给人体注射含特异性抗体如抗毒素等制剂，使之被动获得适应性免疫应答，以治疗或紧急预防疾病的措施。

10．D　母亲的 IgG 通过胎盘进入胎儿属于自然被动免疫。

11．A　抗感染的免疫血清属于多克隆抗体。

12．C　美罗华（利妥昔单抗）为基因工程抗体中嵌合抗体。

三、问答题

1．简述疫苗的基本要求和主要类型。

答：疫苗制备的基本要求是：安全、有效、实用；主要类型包括：灭活疫苗、减毒活疫苗、类毒素、亚单位疫苗、结合疫苗、DNA 疫苗、重组载体疫苗。

2．简述疫苗的应用，并阐述计划免疫的意义。

答：疫苗的发展和应用已从预防传染病扩展到许多非传染病领域，它已经不再是单纯的预防制剂，通过调整机体的免疫功能，疫苗成为有前途的治疗性制剂。疫苗的应用包括抗感染和计划免疫、抗肿瘤、计划生育、防止免疫病理损伤。计划免疫（planed immunization）是根据某些特定传染病的疫情监测和人群免疫状况分析，有计划地用疫苗进行免疫接种，预防相应传染病，最终达到控制乃至消灭相应传染病的目的而采取的重要措施。

3．举例说明抗体在免疫治疗中的应用。

答：(1）多克隆抗体：用传统方法用抗原免疫动物制备的血清制剂，包括以下两类：

1）抗感染的免疫血清：抗毒素血清主要用于治疗和紧急预防细菌外毒素所致疾病；人免疫球蛋白制剂主要用于治疗丙种球蛋白缺乏症和预防麻疹、传染性肝炎等。

2）抗淋巴细胞丙种球蛋白：用人 T 细胞免疫动物制备免疫血清，再从免疫血清中分离纯化免疫球蛋白，将其注入人体，在补体的参与下使 T 细胞溶解破坏。该制剂主要用于器官移植受者，阻止移植排斥反应的发生，延长移植物存活时间，也用于治疗某些自身免疫病。

（2）单克隆抗体：

1）抗细胞表面分子的单抗：这类抗体能识别表达该分子的免疫细胞，在补体的参与下使细胞溶解。例如，抗 CD20 单抗可选择性破坏 B 细胞，已用于治疗 B 细胞淋巴瘤。

2）抗细胞因子的单抗：TNF-α 是重要的炎症介质。抗 TNF-α 单抗可特异阻断 TNF-α 与其受体的结合，减轻炎症反应，已成功用于治疗类风湿关节炎等慢性炎症性疾病。

3）抗体靶向治疗：用肿瘤特异性单抗为载体，将放射性核素、化疗剂以及毒素等细胞毒性物质靶向携带至肿瘤病灶局部，可特异地杀伤肿瘤细胞，而对正常细胞的损伤较轻。

4．简述细胞治疗的分类及其基本原理。

答：细胞治疗指给机体输入细胞制剂，以激活或增强机体的特异性免疫应答，例如使用细胞疫苗、干细胞移植、过继免疫细胞治疗等。

（1）细胞疫苗：

1）肿瘤细胞：疫苗灭活瘤苗是用自体或同种肿瘤细胞经射线、抗代谢药物等理化方法处理，抑制其生长能力，保留其免疫原性。异构瘤苗则将肿瘤细胞用过碘乙酸盐或神经氨酸酶处理，以增强瘤细胞的免疫原性。

2）基因修饰的瘤苗：将肿瘤细胞用基因修饰方法改变其遗传性状，降低致瘤性，增强免疫原性。

3）树突状细胞疫苗：使用肿瘤提取物抗原或肿瘤抗原多肽等体外刺激树突状细胞，或用携带肿瘤相关抗原基因的病毒载体转染树突状细胞，再回输给患者，可有效激活特异性抗肿瘤的免疫应答。

（2）过继免疫细胞治疗：自体淋巴细胞经体外激活、增殖后回输患者，直接杀伤肿瘤或激发机体抗肿瘤免疫效应，称为过继免疫细胞治疗。例如，肿瘤浸润淋巴细胞（TIL）是从实体肿瘤组织中分离、再经体外 IL-2 诱导培养后的淋巴细胞，这些细胞能直接杀伤肿瘤细胞，与 IL-2 联合治疗某些晚期肿瘤，有一定疗效。

（3）干细胞移植：干细胞是具有多种分化潜能，自我更新能力很强的细胞，在适当条件下可被诱导分化为多种细胞组织。干细胞移植已经成为癌症、造血系统疾病、自身免疫病等的重要治疗手段。

5．举例说明生物应答调节剂与免疫抑制剂在临床中的应用。

答：生物应答调节剂指具有促进免疫功能的制剂，通常对免疫功能正常者无影响，而对免疫功能异常，特别是免疫功能低下者有促进作用。在免疫治疗中占有重要地位，已广泛用于肿瘤、感染、自身免疫病、免疫缺陷病等的治疗。制剂包括治疗性疫苗、单克隆抗体、细胞因子、微生物及其产物、人工合成分子等。其中微生物制剂，包括卡介苗（BCG）、短小棒状杆菌、丙酸杆菌、链球菌低毒菌株、金黄色葡萄球菌肠毒素超抗原、伤寒杆菌脂多糖等，具有佐剂作用或免疫促进作用。例如 BCG 能活化巨噬细胞，增强其吞噬杀菌能力，促进 IL-1 、IL-2、IL-4、TNF 等细胞因子的分泌，增强 NK 细胞杀伤活性。胸腺肽是从小牛或猪胸腺提取的可溶性多肽混合物，包括胸腺素、胸腺生成素等，对胸腺内 T 细胞的发育有辅助作用。因其无种属特异性及无明显副作用，常用于治疗细胞免疫功能低下的患者，如病毒感染、肿瘤等。免疫抑制剂能抑制机体的免疫功能，常用于防止移植排斥反应的发生和自身免疫病的治疗，包括化学合成药物：糖皮质激素、环磷酰胺、硫唑嘌呤等，微生物制剂：环孢素、他克莫司、吗替麦考酚酯、西罗莫司等。糖皮质激素具有明显的抗炎和免疫抑制作用，对单核 / 巨噬细胞、T 细胞、B 细胞都有较强的抑制作用，常用于治疗炎症、超敏反应性疾病和移植排斥反应。环孢素主要通过阻断 T 细胞内 IL-2 基因的转录，抑制 IL-2 依赖的 T 细胞活化，是防治移植排斥反应的首选药物。

模拟试卷（一）

一、名词解释（每题 4 分，翻译 2 分，解释 2 分，共 40 分）

1．innate immunity
2．CIDD（congenital immunodeficiency disease）
3．HIM（hematopoietic inductive microenvironment）
4．immunogenicity
5．linear epitope
6．Forssman antigen
7．opsonization
8．receptor editing
9．complement regulatory protein
10．cytokine

二、选择题（只选择一个最佳答案。每题 1 分，20 题，共 20 分）

1．介导速发型超敏反应发生的抗体一般属于
A．IgA
B．IgD
C．IgE
D．IgG
E．IgM

2．参与组成 T 细胞 TCR 复合体识别抗原信号，并向细胞内传递信号的分子是
A．CD2
B．CD3
C．CD4
D．CD8
E．CD9

3．模式识别受体的主要作用是
A．激活补体
B．特异性识别抗原信号
C．提供协同刺激信号
D．识别微生物的危险信号
E．调理吞噬作用

4．主要促进 B 细胞分化增殖的细胞因子是
A．G-CSF
B．IL-2
C．IL-3
D．IL-4
E．M-CSF

5．细胞因子所**不具备**的作用特点是
A．网络性
B．重叠性
C．多效性
D．高效性
E．特异性

6．下列分子中，与 MBL 结构类似的是
A．C1q
B．C1r
C．C1s
D．C3
E．C9

7．下列因子中，对补体系统活化起抑制作用的是
A．B 因子
B．I 因子
C．D 因子
D．P 因子
E．MBL

8．下列细胞中，最容易被诱导免疫耐受的是
A．B 细胞
B．巨噬细胞
C．单核细胞
D．T 细胞
E．NK 细胞

9．下列疾病中，不属于自身免疫病
A．SLE
B．溃疡性结肠炎
C．类风湿关节炎
D．荨麻疹
E．重症肌无力

10．下列疾病中，属于 SCID 的是
A．选择性 IgA 缺乏综合征
B．遗传性血管神经性水肿
C．腺苷脱氨酶缺陷病
D．DiGeorge 综合征
E．Bruton 病

11．NK 细胞来源于
A．骨髓淋巴样干细胞
B．外周血单核细胞
C．脾浆细胞样树突状细胞
D．巨核细胞
E．骨髓祖 B 细胞

12．下列免疫器官中，常见 Hassall corpuscle 的是
A．骨髓
B．胸腺
C．脾
D．淋巴结
E．扁桃体

13．在中枢耐受和外周耐受中均发挥重要作用的免疫机制是
A．克隆清除
B．受体编辑
C．免疫忽视
D．调节性 T 细胞的作用
E．克隆失能

14．下列疾病患者血清中存在“long aci-vating thyroid-stimulating antibody”的是
A．系统性红斑狼疮
B．类风湿关节炎
C．毒性弥漫性甲状腺肿
D．胰岛素依赖型糖尿病
E．重症肌无力

15．遗传性血管神经性水肿属于
A．T 细胞缺陷
B．抗体缺陷
C．补体缺陷
D．吞噬细胞缺陷
E．其他定义明确的免疫缺陷综合征

16．HIV 侵犯的主要靶细胞是
A．$CD4^+$ T 细胞
B．$CD8^+$ NK 细胞
C．$CD14^+$ 单核细胞
D．$CD5^-$ B 细胞
E．$CD138^+$ 浆细胞

17．下列细胞中，无 HLA-Ⅰ类分子分布的是
A．中性粒细胞
B．嗜碱性粒细胞
C．精原细胞
D．B 细胞
E．胰岛细胞

18．选择素的作用是
A．结合抗原分子
B．激活补体的经典途径
C．提供协同刺激信号
D．参与淋巴细胞归巢
E．淋巴细胞趋化因子

19．CD 命名的主要鉴定方式是
A．多克隆抗体标记
B．单克隆抗体标记
C．补体结合试验
D．基因测序
E．按其分布的细胞种类

20．具有白细胞趋化作用的细胞因子是
A．IL-1
B．IL-2
C．IL-4
D．IL-6
E．IL-8

三、问答题（每题 10 分，4 题，共 40 分）

1．列表比较固有免疫和适应性免疫。
2．简述 T 细胞在胸腺发育中两次重要选择的过程及其意义。
3．简述移植物抗宿主反应发生的原因及其过程。
4．简述 ELISA 的原理和主要步骤，并举例说明其在医学中的应用。

参考答案

一、名词解释

1．innate immunity：固有免疫。与生俱来的、与抗原刺激无关的免疫过程。

2．CIDD（congenital immunodeficiency disease）：先天性免疫缺陷病，也称为原发性免疫缺陷病（PIDD）。由于免疫系统遗传基因异常或先天性免疫系统发育障碍而致免疫功能不全引起的疾病。

3．HIM（hematopoietic inductive microenvironment）：造血诱导微环境。在骨髓中，由基质细胞及其分泌的多种细胞因子与细胞外基质共同构成的造血细胞赖以生长发育和成熟的环境。

4．immunogenicity：免疫原性。可以刺激机体产生免疫应答的能力。

5．linear epitope：线性表位。抗原分子中，由连续线性排列的氨基酸残基构成的决定抗原性质的抗原决定簇。

6．Forssman antigen：Forssman 抗原，也称为异嗜性抗原。存在于人、动物及微生物等不同种属之间的共同抗原。

7．opsonization：调理作用。抗原特异性的 Ig 能够桥联抗原表位和吞噬细胞表面的 Fc 受体，促进吞噬细胞对抗原进行吞噬的作用。

8．receptor editing：受体编辑。一些完成基因重排并成功表达 BCR 的 B 细胞识别自身抗原后并未被清除，而是发生 RAG 基因重新活化，导致轻链 VJ 再次重排，合成新的轻链，替代自身反应性轻链，从而使 BCR 获得新的特异性。若受体编辑不成功，则该细胞凋亡，受体编辑使 BCR 的多样性进一步增加。

9．complement regulatory protein：补体调节蛋白。存在于血浆中和细胞膜表面，通过调节补体激活途径中关键酶而控制补体活化强度和范围的蛋白质分子。

10．cytokine：细胞因子。由免疫细胞及组织细胞分泌的在细胞间发挥相互调控作用的一类小分子可溶性多肽蛋白，通过结合相应受体调节细胞生长分化和效应。

二、选择题（只选择一个最佳答案。每题 2 分，共 30 分）

1．C　2．B　3．D　4．D　5．E　6．A　7．B　8．D
9．D　10．C　11．A　12．B　13．A　14．C　15．C　16．A
17．C　18．D　19．B　20．E

三、问答题（每题 15 分，共 60 分）

1．列表比较固有免疫和适应性免疫。

答：

	固有免疫	适应性免疫
获得形式	固有性（或先天性） 无需抗原激发	获得性免疫 需抗原激发
发挥作用时相	早期，快速（数分钟至 4 天）	4 ~ 5 天后发挥效应
免疫原识别受体	模式识别受体	特异性抗原识别受体 由于细胞发育中基因重排产生多样性
免疫记忆	无	有，产生记忆细胞
举例	抑菌、杀菌物质，补体，炎症因子 吞噬细胞，NK，NKT 细胞	T 细胞（细胞免疫 - 效应 T 细胞等） B 细胞（体液免疫 - 抗体）

2．简述 T 细胞在胸腺发育中两次重要选择的过程及其意义。

答：在胸腺细胞发育到单阳性阶段时，在胸腺皮质中，同胸腺上皮细胞表面抗原肽 MHC Ⅰ类或Ⅱ类分子复合物以适当亲和力发生特异结合的 DP 细胞可继续分化为单阳性（SP）细胞，其中与Ⅰ类分子结合的 DP 细胞 CD8 表达水平升高，CD4 表达水平下降直至丢失，而与Ⅱ类分子结合的 DP 细胞，CD4 表达水平升高，CD8 表达水平下降最后丢失；不能与抗原肽 MHC 发生有效结合或亲和力过高的 DP 细胞在胸腺皮质中发生凋亡，此类易凋亡细胞占 DP 细胞的 95% 以上。此过程称为胸腺的阳性选择（positive selection）。经阳性选择的 DP 细胞存活，并分化为 SP 细胞，使 T 细胞获得了在识别过程中自身 MHC 限制能力。阴性选择（negative selection）是 SP 细胞在皮髓质交界处及髓质区，与胸腺树突状细胞、巨噬细胞表面抗原肽 MHC Ⅰ类或Ⅱ类分子发生高亲和力结合者，则被删除，以保证进入外周淋巴器官的 T 细胞库中不含有针对自身抗原成分的 T 细胞，此过程也是 T 细胞获得中枢免疫耐受的主要机制。经过胸腺中发育的三个阶段以及阳性选择和阴性选择后，具有单阳性

标记的 $TCR^+CD4^+CD8^-$ 及 $TCR^+CD4^-CD8^+$ 细胞，迁入胸腺髓质区，经历功能成熟发育，并进一步消除自身应答细胞，产生具有自身 MHC 限制以及自身免疫耐受的成熟 T 细胞，迁出胸腺，进入外周 T 细胞库。

3．简述移植物抗宿主反应发生的原因及其过程。

答：移植物抗宿主反应（GVHR）是由移植物中同种异型反应性淋巴细胞（主要是 T 细胞）识别宿主同种异型组织抗原而发生的一种排斥反应，其临床和病理特点为患者出现皮肤、肝、肠道上皮细胞坏死，严重者可致命，且一旦发生，一般均难以逆转。发生 GVHR 的前提是，①受者与供者间 HLA 型别不相配合；②移植物中含足够数量的免疫细胞，尤其是成熟的 T 细胞；③受者处于免疫功能极度低下的状态（被抑制或免疫缺陷）。临床上，GVHR 主要见于骨髓移植后。此外，胸腺、脾（这些器官均富含淋巴细胞）移植以及新生儿接受大量输血时也可能发生。GVHR 的发生机制是骨髓移植物中成熟 T 细胞被宿主的同种异型组织抗原（包括主要与次要相容性抗原）所激活，并增殖分化为效应 T 细胞。这些激活的效应细胞随血液循环游走至受者全身，对宿主组织或器官发动免疫攻击。

4．简述 ELISA 的原理和主要步骤，并举例说明其在医学中的应用。

答：酶联免疫吸附试验（enzyme-linked immunosorbent assay，ELISA）是酶免疫测定技术中应用最广的技术。其基本方法是将已知的抗原或抗体吸附在固相载体（聚苯乙烯微量反应板）表面，使抗原抗体反应在固相表面进行，通过洗涤将固相上的抗原抗体复合物与液相中的游离成分分开。ELISA 的方法很多，主要包括：

（1）双抗体夹心法：用于检查特异抗原。将已知抗体包被在酶联检测板上（固相），加入待检标本，标本中若含有相应抗原即与固相上的抗体结合，洗涤去除未结合成分，加入该抗原特异的酶标记抗体，洗去未结合的酶标记抗体，加底物后显色。一般而言，包被抗体和酶标记抗体是识别同一抗原上的不同抗原决定基的两种抗体。

（2）间接法：用于检查特异抗体。用已知抗原包被固相，加入待检血清标本，再加酶标记的二抗，加底物观察显色反应。

（3）BAS-ELISA：生物素（biotin）是广泛分布于动植物中的一种生长因子，以辅酶形式参与各种羧化酶反应，故称辅酶 R 或维生素 H。亲和素（avidin）是卵白及某些微生物中的一种蛋白质，由四个亚单位组成，对生物素有高度的亲和力。生物素容易与蛋白质（如抗体）共价结合，若再与结合了酶的亲和素分子结合，既起到放大作用，又可显色指示反应。在生物素 - 亲和素系统（biotin avidin system，BAS）中利用亲和素 - 生物素 - 酶的连接关系追踪生物素标记抗体所识别的抗原，进一步提高了检测的灵敏度。例如用此法检查标本中的特异抗原时，先用已知抗体包被固相，依次加入待检样品、生物素标记的特异抗体、酶标记的亲和素，最后加底物显色。生物素也可结合核苷酸，因此 BAS 除用于抗原抗体检测外，还用于 DNA 和 RNA 的测定。

模拟试卷（二）

一、名词解释（每题 4 分，10 题，共 40 分）

1．receptor editing
2．immunologically privileged site
3．ITIM
4．cytokine storm
5．opsonization
6．immune adherence
7．HVR
8．hapten
9．Ig
10．FIA

二、选择题（每题 1 分，共 20 分）

1．人体 ABO 血型的天然抗体主要属于
A．IgA
B．IgD
C．IgE
D．IgG
E．IgM

2．P- 选择素主要分布于
A．白细胞
B．血小板
C．巨噬细胞
D．红细胞
E．内皮细胞

3．血清中含量最高的补体成分是
A．C1
B．C2
C．C3
D．C4
E．C5

4．下列器官中，属于黏膜免疫系统的是
A．胸腺
B．脾
C．淋巴结
D．骨髓
E．扁桃体

5．引起 GVHR 反应的主要效应细胞是移植物中的
A．T 细胞
B．B 细胞
C．树突状细胞
D．内皮细胞
E．中性粒细胞

6．编码小鼠主要组织相容性抗原的基因系统是
A．H-1
B．H-2
C．H-3
D．HLA
E．MLA

7．Forssman 抗原是指
A．异种抗原

B．同种异体抗原
C．肿瘤抗原
D．异嗜性抗原
E．自身抗原

8．最早使用牛痘疫苗预防天花的国家是
A．美国
B．俄罗斯
C．英国
D．韩国
E．中国

9．能够促进免疫复合物清除的补体片段是
A．C1q
B．C2a
C．C3b
D．C4a
E．C4b

10．下列分子中，参与补体激活正反馈途径的是
A．H 因子
B．I 因子
C．C1
D．C2
E．C3

11．向 B 细胞内转导抗原信号的分子是
A．CD3
B．CD19
C．CD40
D．CD79
E．CD86

12．人类的 MHC 定位于
A．第 9 对染色体
B．第 17 对染色体
C．第 2 对染色体
D．第 6 对染色体
E．第 22 对染色体

13．下列分子中，能与 MHC Ⅰ类抗原分子结合的是
A．CD3
B．CD4
C．CD8
D．CD14
E．CD28

14．在 B 细胞表面表达的共刺激分子是
A．CD2
B．CD19
C．CD25
D．CD28
E．CD40

15．可用于鉴定 T 细胞亚群的免疫学技术是
A．ELISA
B．免疫凝集反应
C．免疫沉淀反应
D．免疫荧光标记
E．免疫电泳技术

16．为了检测机体免疫细胞的功能，可以对受试者进行皮肤试验，此时通常可以注射的物质是
A．青霉素
B．白介素
C．干扰素
D．内毒素
E．结核菌素

17．补体介导的溶血空斑形成试验，一般可用于检测
A．树突状细胞
B．巨噬细胞
C．中性粒细胞
D．T 细胞
E．B 细胞

18．在 B 细胞表面以单体形式存在，在血清中以多聚体形式存在的免疫球蛋白是
A．IgG
B．IgD
C．IgE
D．IgM
E．IgA

19．下列疾病中，一般属于Ⅳ型超敏反应导致的疾病是
A．类风湿关节炎
B．风湿性心脏瓣膜病
C．血清病
D．新生儿溶血症
E．接触性皮炎

20．提出病原体的有效免疫原成分制成的疫苗称为
A．灭活疫苗
B．减毒活疫苗
C．基因工程疫苗
D．合成肽疫苗
E．亚单位疫苗

三、问答题（每题 10 分，共 40 分）

1．比利时免疫学家 Jules Bordet 在 1895 年和 1898 年，分别发现新鲜的动物血清可以溶解细菌和异体的红细胞，但是将血清在 56℃加热 30min，则只能凝集细菌或者异体的红细胞，但不能溶解它们了。试回答下列问题：

（1）请解释 Jules Bordet 实验结果的意义。

（2）简述新鲜血清溶解细菌的原理及过程。

2．1908 年，法国免疫学家里歇尔在研究僧帽水母毒素时，发现用该毒素初次免疫后的实验用比格犬再次注射该毒素时，可以出现比初次接触时更严重的“中毒”症状，这些比格犬可在接触相对较小剂量的毒素后迅速死亡。里歇尔因为记录了这种现象，获得了 1913 年诺贝尔医学及生理学奖。试回答下列问题：

（1）他称这种现象为什么？

（2）简述这种现象发生的过程及其机制。

（3）举例说明这种现象的临床意义。

3．2011 年 10 月 3 日，瑞典卡罗琳医学院宣布，2011 诺贝尔生理学或医学奖获得者为美国人布鲁斯 · 巴特勒，卢森堡人朱尔斯 · 霍夫曼，以及加拿大人拉尔夫 · 斯坦曼。其中，巴特勒和霍夫曼的主要成就是发现了固有免疫细胞识别病原体信号的方式。试回答下列问题：

（1）固有免疫细胞识别的病原体信号是什么？

（2）固有免疫细胞识别病原体信号的受体是什么？

（3）简述机体固有免疫系统的组成和活化的过程。

4．自从单克隆抗体技术发明以来，美国 FDA 已经批准了 50 多个抗体药物上市。2014 年 12 月 22 日，美国 FDA 批准了百时美施贵宝的 PD-1 免疫检查点抑制剂 Nivolumab，商品名 Opdivo。临床用于其他药物无效而不可切除或转移性晚期黑素瘤治疗。试回答下列问题：

（1）根据其名称，推测其属于哪一类的单克隆抗体药物。

（2）试述抗体药物治疗肿瘤的基本原理（至少 3 种）。

参考答案

一、名词解释

1. receptor editing：受体编辑。指一些完成基因重排并成功表达 BCR（mIgM）的 B 细胞识别自身抗原后未被克隆清除，而是发生 RAG 基因重新活化，导致轻链 VJ 再次重排，合成新的轻链，替代自身反应性轻链从而使 BCR 获得新的特异性。

2. immunolog：免疫豁免部位。机体某些解剖部位易于接受同种乃至异种组织器官移植而不发生或仅发生轻微排斥反应。这些部位称为免疫豁免部位（immunologically privileged site），包括角膜、眼前房、软骨、脑、胎盘滋养层、某些内分泌腺等。

3. ITIM：免疫受体酪氨酸抑制基序。存在于 CTLA-4 的胞质区，使 CTLA-4 传递抑制性信号，下调或终止 T 细胞活化。

4. cytokine storm：细胞因子风暴。在异常情况下，促炎细胞因子和抗炎细胞因子之间的平衡失调，体液中迅速、大量产生多种促炎细胞因子（TNF-α、IL-1、IL-6、IL-12、IFN-α、IFN-β、IFN-γ、MCP-1 和 IL-8 等），过量的细胞因子导致异常的免疫应答，引发全身炎症反应综合征。严重者可导致多器官功能障碍综合征。细胞因子风暴可发生在多种疾病，如移植物抗宿主病、急性呼吸窘迫综合征（ARDS）、脓毒血症、SARS 和流感等。

5. opsonization：调理作用。补体激活产生的 C3b、C4b、iC3b 等片段直接结合于细菌或其他颗粒物质表面，通过与吞噬细胞表面相应补体受体结合而促进吞噬细胞对其吞噬。这种调理吞噬的作用可能是机体抵御全身性细菌感染和真菌感染的重要机制之一。

6. immune adherence：免疫黏附。补体成分可参与清除循环免疫复合物，其机制为 C3b 与免疫复合物结合，同时黏附于 $CR1^+$ 和红细胞、血小板，从而将 IC 运送到肝和脾被巨噬细胞吞噬、清除，此作用被称为免疫黏附。

7. HVR：高变区。重链和轻链的 V 区分别称为 VH 和 VL。VH 和 VL 各有 3 个区域的氨基酸组成，排列顺序高度可变，称为高变区。

8. hapten：半抗原。有某些小分子物质，其单独不能诱导免疫应答，即不具备免疫原性，但当其与大分子蛋白质或非抗原性的多聚赖氨酸等载体交联或结合后可获得免疫原性，诱导免疫应答。这些小分子物质可与应答效应产物结合，具备抗原性，称半抗原，又称不完全抗原。

9. Ig：免疫球蛋白。具有抗体活性或化学结构与抗体相似的球蛋白。

10. FIA：弗氏不完全佐剂。目前动物试验中最常用的佐剂之一，仅含矿物油成分，仅可协助抗原刺激机体产生抗体应答。

二、选择题

1. E　人体 ABO 血型的天然抗体主要属于 IgM 类。

2．E　P-选择素在人体大多数组织如肝、肺、结肠、胃以及肾上腺的血管内皮细胞上表达，但含量很低，主要分布于中等以上血管，毛细血管一般不表达。

3．C　C3处于两条激活途径的汇合点，在补体系统活化过程中起着枢纽作用，并作为替代途径激活的关键分子，其在血清中的含量高于其他补体分子。

4．C　黏膜免疫系统是指广泛分布于呼吸道、胃肠道、泌尿生殖道黏膜下及一些外分泌腺体处的淋巴组织，是执行局部特异性免疫功能的主要场所，包括扁桃体。

5．A　若移植物中同种异型反应性T细胞识别宿主同种异型组织抗原而诱发针对受者的排斥反应，此为移植物抗宿主反应（GVHR）。

6．B　MHC指某一物种的某一号染色体（如人HLA在第6号染色体，小鼠H-2在17号染色体）上一组密切连锁的基因，它对主要组织相容性抗原识别以及清除外来和内在抗原起重要作用。人的MHC称为HLA，在小鼠称为H-2。

7．A　异嗜性抗原（Forssman antigen）是一类与种属无关，存在于人、动物及微生物之间的共同抗原。

8．E　我国是世界上最早采用接种人痘的方法来预防天花的国家，早在宋代，人们观察到某些症状较轻的天花患者，只在脸等部位出现较少天花痘，没有其他症状，于是将这类患者康复时所结的痘痂干燥减毒后碾成粉，吹到健康人鼻孔里，使其获得对天花的抵抗力。

9．C　补体在活化过程中生成的中间产物，例如C3b和C4b等，对抗原抗体复合物有很强的亲和力，可共价结合到免疫复合物上，然后通过补体的其他效应对免疫复合物产生抑制或清除作用。

10．C　不论在经典途径还是在旁路途径，当C3被激活物质激活时，其裂解产物C3b又可在B因子和D因子的参与作用下合成新的C3bBb。后者又进一步使C3裂解。由于血浆中有丰富的C3，又有足够的B因子和Mg^{2+}，因此这一过程一旦被触发，就可能激活的产生显著的扩大效应。有人称此为依赖C3Bb的正反馈途径，或称C3b的正反馈途径。

11．B　成熟人B细胞mIg可以同CD19和CD21跨膜蛋白相连。CD19是一种B细胞特异的抗原，为Ig超家族成员，表达于除浆细胞外所有B细胞上。

12．D　通过家系和人群遗传分析发现，人类MHC位于第6号染色体上，称为HLA复合体。

13．C　识别和提呈内源性抗原，与辅助受体CD8结合，对CTL识别起限制作用。

14．D　共刺激分子：提供第二信号使T细胞活化，B淋巴细胞激活抗原CD28。

15．D　T细胞亚群分类鉴定方法有：免疫荧光法、桥联酶免疫检测法、SPA花环法、流式细胞术。

16．A　Ⅰ型变态反应皮肤试验是变应原与特异性抗体IgE（免疫球蛋白E）在皮内进行的一种反应。引起Ⅰ型变态反应的抗原，经注射或划痕后，可在10～20min内引起红肿反应，如青霉素皮试，异种动物血清皮试等。

17．E　溶血空斑实验的原理是用绵羊红细胞免疫家兔或小鼠，取家兔淋巴结或小鼠脾细胞制成细胞悬液，与高浓度绵羊红细胞混合后加入琼脂糖凝胶中，其中每个释放溶血性抗体的B淋巴细胞在补体的参与下可溶解周围的绵羊红细胞，在周围形成一个可见的空斑，一个空斑代表一个抗体形成细胞，空斑的数量反映机体的体液免疫功能。

18．D　IgM是在B细胞表面以单体形式存在，在血清中以多聚体形式存在的免疫球蛋白。

19．E　Ⅳ型或迟发型超敏反应是由特异性致敏效应T细胞介导的细胞免疫应答的一种类型。接触性皮炎是一种由T细胞介导的对抗环境中抗原的湿疹样皮肤病。

20．E　通过化学分解或有控制性的蛋白质水解方法，提取细菌、病毒的特殊蛋白质结构，筛选出的具有免疫活性的片段制成的疫苗，称为亚单位疫苗。

三、问答题

1．比利时免疫学家Jules Bordet在1895年和1898年，分别发现新鲜的动物血清可以溶解细菌和异体的红细胞，但是将血清在56℃加热30min，则只能凝集细菌或者异体的红细胞，但不能溶解它们了。试回答下列问题：

（1）请解释Jules Bordet实验结果的意义。

（2）简述新鲜血清溶解细菌的原理及过程。

答：(1）由实验可以推断，血清中一定含有某种不稳定的成分作为抗体作用的补充，使之能够与细菌发生作用。

（2）新鲜血清溶解细菌，第一阶段为抗原抗体特异性结合阶段，反应速度很快，只需几秒至几分钟反应即可完毕，形成抗原抗体复合物。第二阶段为抗原抗体复合物通过经典途径激活补体。抗原抗体结合后与C1q结合，顺序活化C1r、C1s、C4、C2、C3，形成C3转化酶（C4b2a）和C5转化酶（C4b2a3b），将C5裂解为C5a和C5b，C5b与细胞膜和C6、C7结合，形成C5b67复合物，进而与C8、C9分子联结成C5b6789复合体，即为攻膜复合体，造成细菌溶解现象。

2．1908年，法国免疫学家里歇尔在研究僧帽水母毒素时，发现用该毒素初次免疫后的实验用比格犬再次注射该毒素时，可以出现比初次接触时更严重的“中毒”症状，这些比格犬可在接触相对较小剂量的毒素后迅速死亡。里歇尔因为记录了这种现象，获得了1913年诺贝尔医学及生理学奖。试回答下列问题：

（1）他称这种现象为什么？

（2）简述这种现象发生的过程及其机制。

（3）举例说明这种现象的临床意义。

答：(1）过敏现象。

（2）过敏反应发生的机制是一个复杂和抽象的过程，将Ⅰ型过敏反应发生的机制划分为三个阶段：

1）致敏阶段：过敏原进入机体后可选择诱导过敏原特异性B细胞产生抗体应答，此类抗体与肥大细胞和嗜碱性粒细胞（即课本上所说的皮肤、呼吸道或消化道黏膜以及血液中的某些细胞，其中肥大细胞分布于皮下小血管周围的结缔组织中和黏膜下层，而嗜碱性粒细胞主要分布于外周血中）的表面相结合，而使机体处于对该过敏原的致敏状态。通常这种致敏状态可维持数月或更长，如果长期不接触该过敏原，致敏状态可自行逐渐消失。

2）激发阶段：指相同的过敏原再次进入机体时，通过与致敏的肥大细胞和嗜碱性粒细胞表面的抗体特异性结合，使这种细胞释放生物活性介质的阶段。在这个阶段中，释放的生物活性介质除了组织胺以外，还可以是前列腺素D、白三烯、血小板活化因子等，但它们的作用都相似，都可引起平滑肌收缩，毛细血管扩大和通透性增强，腺体分泌物增多。

3）效应阶段：指生物活性介质作用于效应组织和器官，引起局部或全身过敏反应的阶段。根据反应发生的快慢和持续的时间长短，可分为早期相反应和晚期相反应两种类型。早期相反应主要由组织胺引起，通常在接触过敏原数秒钟内发生，可持续数小时，晚期相反应由白三烯、血小板活化因子等引起，在过敏原刺激后 6 ～ 12 h 发生反应，可持续数天。

3）在临床中，青霉素过敏最为常见。青霉素本身无免疫原性，但其降解产物（青霉噻唑醛酸或青霉烯酸）与体内组织蛋白共价结合后，可刺激机体产生特异性 IgE，使肥大细胞和嗜碱性粒细胞致敏。当机体再次接触青霉素时，青霉噻唑醛酸 - 蛋白或青霉烯酸 - 蛋白可通过交联结合靶细胞表面 IgE 而触发过敏反应，重者可发生过敏性休克甚至死亡。

3．2011 年 10 月 3 日，瑞典卡罗琳医学院宣布，2011 诺贝尔生理学或医学奖获得者为美国人布鲁斯・巴特勒，卢森堡人朱尔斯・霍夫曼，以及加拿大人拉尔夫·斯坦曼。其中，巴特勒和霍夫曼的主要成就是发现了固有免疫细胞识别病原体信号的方式。试回答下列问题：

（1）固有免疫细胞识别的病原体信号是什么？

（2）固有免疫细胞识别病原体信号的受体是什么？

（3）简述机体固有免疫系统的组成和活化的过程。

答：（1）固有免疫细胞识别的病原体信号主要是病原体相关分子模式 PAMPs ，指某些病原体或其产物共有的高度保守、可被模式识别受体识别结合的特定分子，如：G^- 菌 LPS、细菌 DNA、真菌多糖等 。

（2）固有免疫细胞识别病原体信号的受体是主要是模式识别受体（PRRs），包括甘露糖受体、清道夫受体、Toll 样受体。

（3）固有免疫系统的组成包括组织屏障、固有免疫细胞、固有免疫分子。固有免疫应答可分为即刻、早期诱导的固有免疫应答和适应性免疫应答启动三个作用时相。

1）即刻固有免疫阶段：发生于感染 0 ～ 4h 之内，主要包括：①皮肤黏膜的屏障作用；②某些病原体突破屏障后可直接激活补体旁路和 MBL 途径而被裂解破坏；③局部巨噬细胞活化后产生的趋化和促炎细胞因子，可吸引中性粒细胞进入感染部位对病原体产生吞噬杀伤作用。中性粒细胞是机体抗细菌和抗真菌感染的主要效应细胞，通常绝大多数病原体感染终止于此时相。

2）早期诱导的固有免疫应答阶段：发生于感染后 4 ～ 96h，主要包括：①细菌脂多糖和感染部位组织细胞产生的 MIP-1α/β、IL-8 等趋化因子，可将周围组织中的巨噬细胞募集至炎症部位；白三烯和前列腺素 D2 等炎性介质可使局部血管扩张、通透性增强，有助于吞噬细胞进入感染部位；IFN-γ、GM-CSF 可活化巨噬细胞、使之产生大量促炎细胞因子和其他炎性介质，进一步增强和扩大机体固有免疫应答；IL-1、IL-6 和 TNF-α 可促进骨髓造血细胞分化并释放大量中性粒细胞入血，还能刺激肝细胞合成分泌一系列急性期蛋白，其中甘露糖结合凝集素能与某些病原体结合激活 MBL 途径产生抗感染免疫作用。②在趋化因子作用下，NK 细胞、NKT 细胞和 $\gamma\delta$T 细胞被募集到感染和肿瘤组织中，有效杀伤病原体及其感染的组织细胞或肿瘤细胞。③ B1 细胞接受细菌多糖抗原刺激后，可在 48h 内产生以 IgM 为主的抗菌抗体，及时杀伤清除进入血液和组织中的病原体。

3）适应性免疫应答启动阶段：在感染 96h，接受病原体刺激的未成熟 DC 从局部感染组织迁移到外周免疫器官并发育成熟，可有效激活抗原特异性初始 T 细胞，启动适应性细胞免疫应答。

4．自从单克隆抗体技术发明以来，美国 FDA 已经批准了 50 多个抗体药物上市。2014

年 12 月 22 日，美国 FDA 批准了百时美施贵宝的 PD-1 免疫检查点抑制剂 Nivolumab，商品名 Opdivo。临床用于其他药物无效而不可切除或转移性晚期黑素瘤治疗。试回答下列问题：

（1）根据其名称，推测其属于哪一类的单克隆抗体药物。

（2）试述抗体药物治疗肿瘤的基本原理（至少 3 种）。

答：（1）单克隆抗体药物一般根据以下原则进行命名：

1）鼠源性单抗，一般以“momab”即“莫单抗”结尾。

2）嵌合性单抗，一般以“ximab”即“昔单抗”结尾。

3）人源化性单抗，一般以“zumab”即“珠单抗”结尾。

4）完全人源性单抗，一般以“umab”即“优单抗”结尾。

故该单抗以“umab”结尾，应该属于完全人源性单抗药物。

（2）抗肿瘤单抗药物治疗肿瘤一般可以通过以下几种方式：

1）识别肿瘤生长因子受体，中和和抑制生长因子的促细胞增殖作用。

2）激活补体，介导 CDC 作用。

3）介导与固有免疫细胞结合，发挥调理作用、ADCC 作用等作用。